今すぐはじめられる！

心臓デバイスの遠隔モニタリング超入門

編著
鈴木誠
三橋武司
寺田健

南江堂

■ 編集

鈴木　誠	横浜南共済病院循環器内科
三橋　武司	自治医科大学附属さいたま医療センター循環器内科
寺田　健	秋田県立循環器・脳脊髄センター脳心血管病診療部

■ 執筆（五十音順）

鈴木　誠	横浜南共済病院循環器内科
寺田　健	秋田県立循環器・脳脊髄センター脳心血管病診療部
水上　暁	亀田総合病院循環器内科
三橋　武司	自治医科大学附属さいたま医療センター循環器内科
山内亜由美	浦添総合病院ME科

■ 協力（五十音順）

アボットジャパン株式会社
日本メドトロニック株式会社
日本ライフライン株式会社
バイオトロニックジャパン株式会社
ボストン・サイエンティフィックジャパン株式会社

序文

　心臓植込みデバイスの植込みは，日本中多くの施設で行われている手術ですが，機器の機能は年々著しい速度で進歩を遂げており，専門的対応が広く求められる状況にあります．そのような環境のなか，医療者，患者負担が軽減できる可能性を秘めて，日本では2007年から遠隔モニタリングシステム（RMS）が導入されました．当初の普及率は十分なものではありませんでしたが，2018年度の診療報酬改定によりRMSを取り巻く環境はドラマティックに変化しました．これまでRMSを導入していなかった施設でも，RMSを導入すれば病院の収益は確実に増えることから，管理者の指示を受けてRMS導入を開始したのです．

　現場の声を聴くと，特にメディカルスタッフは早く導入したいと考える一方で，うまく運用しなければとのプレッシャーを感じているようです．一部のメディカルスタッフの頑張りだけではRMSの運用はうまくいかないばかりか長続きしません．もちろん，RMSは患者の利益が最優先です．

　日本では，これまで対面診療によるデバイス管理が一般的であり，目に見えないサービスは，ありがたいと思うことができない環境にあったのではないかと考えます．「便りがないのは良い知らせ」と感じてもらえるような信頼関係を構築するチャンスが目の前にあるはずです．RMSを導入することで，多くの患者が安心感を得るだけではなく，「予後が改善した」などの情報発信ができるように患者管理を創り出して，運用しなければなりません．なぜならば，次回以降の診療報酬改定で減額されないとは限らないからです．いったん導入したRMSをやめるわけにはいきません．途中で管理を中止したならば，患者への不利益ははかり知れません．

　本書では，これからRMSを導入する施設を含めて，多くの読者に役立つ情報を提供させていただいています．各施設において，それぞれの状況に応じたRMS導入と管理方法の確立に本書を役立てていただければ幸いです．

2019年3月

編者を代表して
鈴木　誠

目 次

遠隔モニタリングシステム（RMS）一覧 ……………………………………… vi

I. RMS 導入はどうするの？ 〜キホンを押さえる〜 ……………………… 1

A. はじめに 〜RMS を導入する前に〜 ……………………………………… 2
B. RMS を導入するためのキホン ……………………………………… 5
　1. RMS の役割が知りたい ……………………………………… 5
　2. RMS はどの施設でも導入できる？! ……………………………… 10
　3. RMS にはどんな職種がどうかかわる？ ……………………… 12
　【COLUMN】平成 30 年度診療報酬改定によるパラダイムシフト
　　　＜診療報酬改定によるコストベネフィットと落とし穴＞ ………… 21
　4. RMS を導入するメリットと課題 ……………………………… 24
C. はじめて RMS を導入するためのポイント ……………………… 27
　1. どんな患者さんに導入するとよいか？ ……………………… 27
　2. 患者さんへの説明で役立つポイント 〜キーパーソンの設定〜 ……… 28
　【COLUMN】遠隔モニタリングシステムに関する質問にお答えします！
　　　………………………………………………………………… 29
　【COLUMN】患者さんの手記 ……………………………………… 31
　【ミニレクチャー】すでに RMS 導入している病院での運用・診療報酬改定
　　　への対応策はこうする ……………………………………… 33

II. 各 RMS の使い分けは？ 〜RMS 使い勝手徹底比較！〜 ……………… 35

A. はじめに 〜RMS はここまで進化した〜 ……………………… 36
B. 各 RMS の性能・特徴 ……………………………………… 38
　1. CareLink™ Network（Medtronic）……………………………… 38
　2. Home Monitoring®（BIOTRONIK）……………………………… 40
　3. Merlin.net™（Abbott）……………………………………… 42
　4. LATITUDE™ NXT（Boston Scientific）……………………… 44
　5. Smartview™（Sorin）……………………………………… 46

C. 使い勝手独自分析 ··48
   1. 中継機器の使いやすさ ··48
   2. 患者管理と Web システムの使いやすさ ································55
   3. アラート機能の違い ···62
   【COLUMN】胸郭インピーダンス低下と生体情報による心不全の早期
      発見 ··69
   4. パスワード管理とセキュリティー ····································71
   5. 総合評価と感想 ···74

III. こんな事例は一体どうする？ 〜症例から学ぶ RMS 管理の極意〜 ·········75

A. 悩ましい！ ショック作動や ATP 作動が起きたら…… ·······················76
B. 意外と多い！ デバイス植込み後の心房細動は何に気をつける？ ········81
   【COLUMN】遠隔モニタリング管理の Standard Operation Procedure
     （SOP）の例 ··85

索引 ··89

遠隔モニタリングシステム（RMS）一覧

遠隔モニタリングシステム （メーカー）	CareLink™ Network (Medtronic)	Home Monitoring® (BIOTRONIK)	
製品画像	提供　日本メドトロニック株式会社	カーディオメッセンジャー Smart 提供　バイオトロニックジャパン株式会社	
中継機器の名称	ペイシェントモニタ	カーディオメッセンジャー smart	
デバイスと中継機器の伝送	無線	無線	
設置距離	3m 以内 （Reveal LINQ 2m 以内）	15cm〜2m	
中継機器とサーバの伝送	3G	3G	
ペアリングのための手動送信	初回手動送信でペアリング	不要	
交信時間	夜間 変更不可	AM1:00 変更可	
サポートコールセンター名	ケアリンク 専用コールセンター	バイオトロニック ホーム モニタリングカスタマーセンター （患者専用）	
フリーダイヤル	0120-360-553	0120-810-574	
サポート時間	平日 9:00〜17:00	平日 10:00〜18:00	

遠隔モニタリングシステム（RMS）一覧

	Merlin.net™ (Abbott)	LATITUDE™ NXT (Boston Scientific)		Smartview™ (Sorin)	
	提供　アボットメディカルジャパン株式会社	© 2018 Boston Scientific Corporation. All rights reserved.		提供　日本ライフライン株式会社	
	トランスミッタ	Wave コミュニ ケータ（上段）	コミュニケータ （下段） 血圧計と体重計	スマートビュー モニター（上段） Tachy 専用	ホットスポット モニター（下段） Brady 専用
		無線	有線（ワンド）	無線	有線（ヘッド）
	3m 以内	3m 以内		2〜3m 以内 見通しよければ 5m	
	3G （電話回線可）	3G アダプタ 電話回線	電話回線	3G アダプタ 電話回線	
	不要	初回手動送信でペアリング		初回手動送信で ペアリング	不要
	AM2:00〜4:00 変更不可	夜間 変更不可		AM0:00〜5:00 変更可	
	マーリンドットネット フリーコール	LATITUDE カスタマーサポート		日本ライフライン スマートビューヘルプデスク	
	0120-989-790	0120-033-686		0120-115-688	
	平日 10:00〜17:00	平日 9:00〜17:00		平日 9:30〜17:30	

シンプルでわかりやすいデータ送信一覧

メーカー	種類	定期送信	アラート送信	患者手動送信可否 方法
Medtronic	tachy	📅	中継機器と交信したとき	可 ①アクセプトボタンを押す ②リーダーをあてたまま
	brady （Azure は tachy と同じ）	手動 送信日指示	不可	
BIOTRONIK	tachy	毎日	中継機器と交信したとき	不可
	brady		即時不可 （毎日1回確認後に送信） ※最新機種ではバックアップモードのアラートは即時送信される	
Abbott	tachy brady 無線	📅	毎日1回アラート確認後	可 ①スタートボタンを押す ② 30cm 以内にいる
Boston Scientific	tachy brady 無線	📅	毎日1回アラート確認後	可 ①ハート型ボタンを押す ②近くにいる
	tachy brady 有線	手動 送信日指示	不可	可 ①青色ボタンを押す ②ワンドをあてたまま
Sorin	tachy 無線	📅	毎日1回アラート確認後	可 ①送信ボタンを押す ②手の届く範囲にいる
	brady 有線	手動 送信日指示	不可	可 ①ヘッドをあてたまま ②送信ボタンを押す

カレンダーマーク・Web スケジュール入力
tachy：ICD または CRT-D
brady：ペースメーカーまたは CRT-P

Ⅰ

RMS導入はどうするの？
～キホンを押さえる～

I. RMS 導入はどうするの？ 〜キホンを押さえる〜

 はじめに 〜RMS を導入する前に〜

1 これまで

- デバイス外来患者数の増加に伴い，従来型の対面チェックを行う定期外来ではメディカルスタッフの負担が増え続けることが予想される．その問題の解決策となりうる遠隔モニタリングシステム（RMS）が 2009 年から日本でも使用可能となったが，RMS 導入率は十分なものではなかった．
- 一方，将来を見据えた国策として，2016 年度日本政府から遠隔医療の推進が示された．これを受け，2016 年 4 月から診療報酬に「遠隔モニタリング加算」が新設された．
- その仕組みは，通常の外来診療時に算定されていた「指導管理料」に加え，遠隔管理すると対面診療時以外に月に一度（最大 11 ヵ月）指導管理料（非通院月 60 点）が算定できるものであった．
- しかし，RMS 導入率は植込み型除細動器（ICD）のようなハイボルテージデバイスで 50% 以上だが，心臓ペースメーカ（IPG）では，デバイスによる差はあるものの 30% 程度にとどまっている．
- その要因として，①RMS 管理に人手や時間がかかる割に，診療報酬が少なく，ボランティア的な医療であること，②新設された保険点数では 4 ヵ月毎の対面チェック（360 点×3）との診療報酬にほとんど差がないこと，③（特にペースメーカで導入率が低いのは）その必要性を感じている医療者が少ないこと，などが考えられる．
- そこで，日本不整脈心電学会（JHRS）の健康保険委員会では，RMS を広げるため，2018 年度の RMS 指導管理料の診療報酬改定に尽力した．その狙いは，身体活動能力の低下した患者の通院負担軽減，デバイス外来の混雑緩和，メディカルスタッフの負担緩和，RMS 拡充による遠隔医療の一助，病院の収益増加による人員確保の可能性などであった．

2 時代は動いた！

- 2018 年度の診療報酬改定で遠隔指導管理料がそれまでの月 60 点から 320 点とおよそ 5 倍になるというエポックメーキングな出来事が起きた（図1，表1）．これにより，デバイス外来での増益が見込まれるようになったため，いままで，RMS にまったく興味を示さなかった施設も導入を開始した．

A. はじめに 〜RMS を導入する前に〜

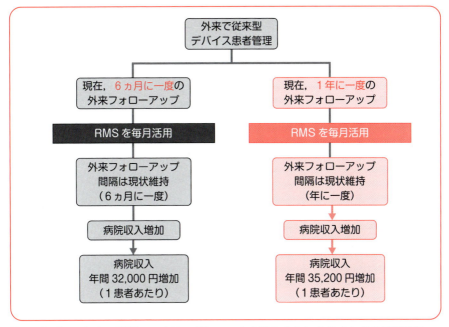

図1 平成30年度：遠隔モニタリングシステムを導入すると1名あたりの病院収益は……

表1 遠隔モニタリングの指導管理料

平成28年度　診療報酬点数		
	ペースメーカ指導管理料	備考
ペースメーカ指導管理料	360点	1ヵ月に1回算定
遠隔モニタリング加算	60点	外来間隔に応じて算定．上限11ヵ月分
平成30年度　診療報酬点数（改定後）		
ペースメーカ指導管理料	360点	1ヵ月に1回算定
遠隔モニタリング加算	60点→320点（約5.3倍）	外来間隔に応じて算定．上限11ヵ月分

● 2018年度の診療報酬改定直後の4月2日，JHRSから「心臓植込型デバイスにおける遠隔モニタリングステートメント」が発表された．そのなかで，患者同意取得と患者教育と，遠隔モニタリング運用体制構築と責任について，「遠隔モニタリングの運用において，最終的な責任は医師にある」と提言されている（表2）.

Ⅰ．RMS 導入はどうするの？ ～キホンを押さえる～

表2　心臓植込型デバイスにおける遠隔モニタリングステートメント（抜粋）
平成 30 年 4 月 2 日　日本不整脈心電学会

遠隔モニタリングの有益性は高く，心臓植込型デバイス患者において標準的な管理手段としてこの導入が推奨される．なお，この提言において，「遠隔モニタリングの運用において，最終的な責任は医師にある」とされている．

1. 患者同意取得と患者教育
   ・遠隔モニタリングの導入にあたり，患者には文書による説明を行い，同意を得るとともに診療録に記載する．
   ・遠隔モニタリングの有益性とその限界を説明し，緊急応答システムを意図するものではないことについて理解を得る．
2. 遠隔モニタリング運用体制の構築と責任
   ・医師，臨床工学技士および看護師など，多職種による遠隔モニタリング運用体制を構築し，情報共有と緊密な連携を図ることが望ましい．
   ・遠隔モニタリングのスケジュール管理やアラート対応について，施設ごとに方針と手順を決めておくことを推奨する．
   ・メディカルスタッフは，心臓植込型デバイスに関して高い専門知識とスキルを有することが望ましい．
   ・診療録記載に関し，特段のイベントがない場合でも遠隔モニタリングを施行している事実がわかるように，1 ヵ月に一度診療録にモニタリングの結果を記載しておくことが望ましい．
   ・遠隔モニタリングに加えて，年 1 回以上の対面診療を行うことを推奨する．

❸ RMS 導入前のギモン・心配

- 医師を含めメディカルスタッフのデバイスに関する知識は十分ですか？
- すべての心臓植込みデバイスに導入しますか？
- 導入対象は新規植込み患者，既存の患者？
- 誰が中心に進めますか？
- どのようなメディカルスタッフが，何名ぐらい必要ですか？
- 毎月のデータはいつ，だれが確認するのですか？
- カルテへの記載はだれがするのですか？
- 毎月の PDF データはスキャナする，保存する？
- 遠隔モニタリングの説明はだれが？
- 患者対応は？
- アラート対応は？
- 窓口支払いが増えることの説明は？

　言い出せばきりがない．「なぜ，RMS を導入するのか，メディカルスタッフ全員が答えられますか？」これは RMS 導入の大前提である．診療報酬が上がったことは，導入のきっかけであり，目的ではない．それを肝に銘じておかなければならない．

B. RMSを導入するためのキホン

1. RMSの役割が知りたい

① システムの概要

- 心臓植込み型デバイスである，心臓ペースメーカ（IPG），植込み型両室ペースメーカ（CRT-P），植込み型除細動器（ICD），両室ペーシング機能付き植込み型除細動器（CRT-D）のみならず，最近では植込み型ループレコーダー（ILR）*，着用型自動除細動器（WCD）*を含め，デバイスの機能を監視し，不整脈イベントや生理学的パラメータなどの情報をメディカルスタッフが確認できるRMSが備えられている．
    *：ILR, WCDの遠隔指導管理料はありません
- RMSは，デバイスに蓄積されたすべてのデータを医療施設専用Webサイト（Webサイト）より閲覧することができるシステムであり，伝送されるデータは，プログラマで取得できるデータに加え，データ送信時の心内心電図（EGM）も含まれる．
- RMSによるデバイス監視は対面診療と同等の精度を有し，リードやバッテリーなどデバイスの不具合，不整脈の検出および治療内容の確認などが，従来の対面診療に比べて早期になされること[1,2]，外来の臨時受診の削減，入院期間の短縮[3]，および生命予後改善効果など，様々な有効性も報告されている[4,5]．
- 更に，外来でのチェックが簡素化されることによる外来待ち時間短縮，特に身体活動能力の低下した高齢患者の通院負担軽減，カテーテルアブレーションや抗不整脈薬などの治療効果判定などが可能となる．
- 現在，日本で使用可能なRMSは5社あり，それぞれ機器に特徴がある．植込みデバイス機器の特性も踏まえて，システムを選択することが必要となる（各社の特徴はⅡ章参照）．

② システムの特徴が知りたい（図1）

- 中継機器によるデータ送信は，Webサイトより設定された送信日か指定日に，心臓植込み型デバイスとモニタの間で，自動的に（一部手動），無線交信（一部有線）して行われる（入眠中の深夜に交信されることが多い）．
- 送信されたデータは，専用サーバに蓄積され，インターネットへアクセスさ

Ⅰ. RMS 導入はどうするの？ 〜キホンを押さえる〜

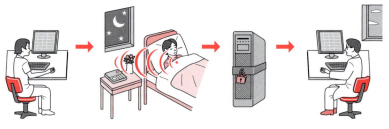

図1 遠隔モニタリングイメージ

えすれば Web サイトよりいつでも閲覧することができる．また，PDF 形式に変換し保存することも可能である．
- ICD，CRT-D では，注意喚起機能（アラート）が搭載されており，設定値を超えるとデバイスはモニタと交信し，データの送信を行う．メディカルスタッフの携帯電話やコンピュータにお知らせメールを配信することができる．

ここはおさえよう！

RMSの歴史

- RMS はフリードリッヒアレキサンダー大学の Max Schaldach 教授によって 1990 年代に考案された．世界初の送信は，2000 年 12 月，病院までの距離が数百 km 離れているデバイス患者の管理をしている米国で行われた．
- 初回送信は，レポート 1 枚で FAX によるものであり，ペーシング率，PVC，心拍数のみの簡素なものであったが，2000 年当時としては，画期的なものであったに違いない．
- その後，欧米を中心に広く普及し，現在 70 ヵ国以上，米国だけでも 100 万人以上の患者が，RMS にてフォローされている．日本では，2009 年 4 月より保険償還が開始された．

③ システムの役割

- デバイス患者の管理は，通常4～12ヵ月毎の専門外来で行われ，医師，臨床工学技士（ME），看護師らが，デバイスからプログラマを介して直接情報を読み取り，その内容を判断して対応している．
- 外来患者数の増加に伴い，定期的な外来フォローアップの大部分は，データの収集のみであり，その55％においては，患者の治療に変更は行われていないとの報告[6]もあり，RMSの活用と普及のためにHeart Rhythm SocietyではRMS導入を推奨している．
- RMSを用いたデバイス外来では，デバイスの評価はもちろんだが，患者のライフスタイルや生活環境に応じた設定変更後の評価が正確に行える．たとえば，心拍応答機能をonにしたあとの活動量や心拍変動，条件が適当であるかを遠隔的に確認できる．特に活動性の高い高齢者では，QOLの改善に有用である．
- ICD，CRT-D患者でイベントが多い場合，情報の読み取りに時間がかかるだけでなく，条件設定を検討のうえ，設定変更をできるだけ迅速に対応しなければならない．しかし，外来診療時間には制限があり，その情報を解釈する十分な時間はなく，時間に追われることで情報を見誤ると重大な問題となる．
- 米国で行われたTRUST試験[7]では，RMSにより外来時間短縮だけではなく，無症候を含めた頻拍イベントの評価までの時間が大幅に短縮した．更に，デバイスに問題発生後，迅速に医療アクセスを患者にもたらすことで，安全性と有用性が証明された（図2）．
- アラート機能の設定も，イベントの早期発見と確実な対応に有効で，医療の質の向上につながり，その結果，患者の安心感を得ることができたとの報告もある．

④ 導入の目的

- RMS導入成功のカギは，デバイスの知識（もしくは興味）があり，RMSの重要性，必要性を理解しているメディカルスタッフを募り，多職種チームで対応することにある．人数が少ないと導入できないわけではないが，「とりあえず導入してみよう」という対応だけは避けなければならない．
- スタッフと相談のうえ，各施設で実現可能な導入目的を決定する．その際，目的は多くせず，病院の状況に応じて，運用しながら変更していくこともよい．システムに縛られて，負担だけが増加し，上手に患者管理ができなければ，導入の意味がない．

Ⅰ．RMS 導入はどうするの？ 〜キホンを押さえる〜

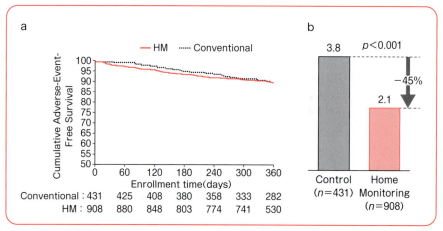

図2　TRUST 試験
ICD 患者 1443 名
a：Home Monitoring®の安全性．Home Monitoring®はコントロールグループと比較し，同等の有害事象の発生率だった．
b：Home Monitoring®の有効性．Home Monitoring®は外来フォローアップを 45%減らすことができた．
(Varma N et al. Circulation 122: 325-332, 2010 [7] を参考に作成)

表1　RMS 導入目的例

1. デバイス外来 　（ア）外来効率化 　　　①患者の待ち時間を減らす 　　　②スタッフの外来業務負担を減らす 　（イ）患者の外来通院回数を減らす 2. 患者管理 　（ア）アラート・イベント対応：早期発見，早期対応 　（イ）予後，QOL の改善 3. 専門スタッフの育成
RMS 導入はメディカルスタッフ教育のチャンスと考える．一度育成するとクラブ活動のように先輩を見習うスタッフが生まれ，システム運用が充実する

● 導入目的例を表1に示す．各施設に応じた明確な目的設定が成功の鍵となる．

文献

1) Watanabe E et al. Reliability of implantable cardioverter defibrillator home monitoring in forecasting the need for regular office visits, and patient perspective. Japanese HOME-ICD study. Circ J **77**: 2704-2711, 2013
2) Parthiban N et al. Remote monitoring of implantable cardioverter-defibrillators: a systematic review and meta-analysis of clinical outcomes. J Am Coll Cardiol **65**: 2591-2600, 2015

3) Crossley GH et al. The CONNECT (Clinical Evaluation of Remote Notification to Reduce Time to Clinical Decision) trial: the value of wireless remote monitoring with automatic clinician alerts. J Am Coll Cardiol **57**: 1181-1189, 2011
4) Saxon LA et al. Long-term outcome after ICD and CRT implantation and influence of remote device follow-up: the ALTITUDE survival study. Circulation **122**: 2359-2367, 2010
5) Hindricks G et al. Implant-based multiparameter telemonitoring of patients with heart failure (IN-TIME): a randomised controlled trial. Lancet **384**: 583-590, 2014
6) Joseph GK et al. Remote interrogation and monitoring of implantable cardioverter defibrillators. JICE **11**: 161-166, 2004
7) Varma N et al. Efficacy and safety of automatic remote monitoring for implantable cardioverter-defibrillator follow-up: The Lumos-T Safely Reduces Routine Office Device Follow-Up (TRUST) Trial. Circulation **122**: 325-332, 2010

Ⅰ．RMS 導入はどうするの？ 〜キホンを押さえる〜

2. RMS はどの施設でも導入できる？！

1 どのような病院，クリニックでも導入可能か？

- RMS には，特に施設基準はなく，デバイス植込み実施施設のみならず，植込みしていない病院や循環器を専門としていないクリニックでも，導入可能である．
- しかし，デバイスや RMS に精通しているスタッフがいないと運用できないため，もし，専門スタッフがいなければ，すでに導入し運用実績のある施設と連携して開始するのがよい．もちろん，RMS 導入後，スタッフを育成しながら運用することも可能である．

2 病診連携の可能性

- RMS 導入は，デバイス植込み実施施設にとって，既存の連携施設との協力関係強化の一助となる．患者は，専門施設のスタッフも管理してくれているという安心感をいだくはずで，新たな連携施設が増えるチャンス，紹介患者を増やせるチャンスが生まれる．
- 図1のごとく，アカウント管理施設はすべての患者の情報を管理，連携施設

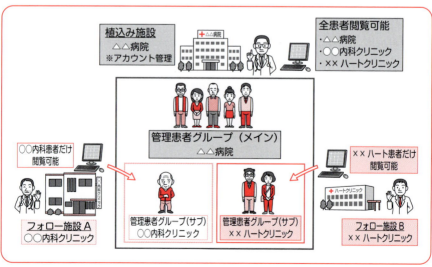

図1　遠隔モニタリングシステムによる病診連携

は自施設の患者情報を閲覧でき，問題発生時は連携施設からの助言を得ることができる．非専門医のクリニックでも，RMS を導入すれば，より質の高いデバイス患者管理が可能となる．
- このように，RMS 導入は 3 者（病院，患者，連携施設）が Win-Win-Win の関係の一翼を担う可能性を秘めている．

Ⅰ. RMS導入はどうするの？ 〜キホンを押さえる〜

3. RMSにはどんな職種がどうかかわる？

1 RMS導入前の準備〜必要なスタッフは何人？〜

- 最低必要なスタッフは，医師，臨床工学技士（ME），医療事務，医事課担当で，各職複数名の参加が望まれる．看護師に協力してもらえるとよりよい運用が可能となるため，参加を呼びかける．その際，看護師業務負担が増えないよう配慮するが，専任者は決めてもらう．
- スタッフが確定したら，表1を参考に各施設に応じた役割分担を決定する．

2 導入後の管理や対応はどう行う？

データベースの構築やアラート，イベントの管理はMEが主役になって行う．

ⓐ 患者情報データベースの構築（図1）

- データベースには，電子カルテから得られる患者の基本情報やデバイスおよびペーシングリードなどの情報を入力する．データベースの作成は市販のソ

表1 役割分担例

役割	内容	院内での担当者	いつ？	
アカウントマネージャーを決定	病院・担当者のアカウント作成	Dr/ME	RMS導入前	導入まで
モニタセットアップ	Webサイトの設定	ME	RMS導入直後	
RMS適用の決定	患者・自宅環境の確認	Dr/Ns	植込み前	
使用機器の発注		ME	植込み前/直後	
患者説明	RMSについて	Dr/Ns	植込み前/直後	
患者同意取得		Dr	植込み前/直後	
モニタ説明	モニタの使い方	Dr/Ns/ME	植込後	
セットアップ	院内で実施して患者が持ち帰るか自宅に郵送	ME	植込み1w〜1M	
アラートチェック	Emailアラート設定・変更	Dr/ME	毎日	導入後
データ確認		ME	毎週○曜日 毎月○日	
患者介入	アラートに応じて連絡	Dr/Ns	適宜	
PDFデータの管理	データベース入力，PDF出力	ME	毎週○曜日 毎月○日	
パスワード変更		アカウント保有者	適宜	
毎月のカルテ記載	Webサイトでデータ確認	Dr/医療事務	毎月	

RMS：遠隔モニタリングシステム

B. RMSを導入するためのキホン

日付	2016/3/4	2016/9/30	2017/3/10	2017/9/8	2018/3/9				2016/3/4	2016/9/30	2017/3/10	2017/9/8	2018/3/9
ICD/CRT-D	CRT-D	CRT-D	CRT-D	CRT-D	CRT-D		VF	Therapy	ON	ON	ON	ON	ON
メーカー	Medtronic	Medtronic	Medtronic	Medtronic	Medtronic			Energy	20/35	20/35	20/35	20/35	20/35
MRI対応						T		Pathway	B>AX	B>AX	B>AX	B>AX	B>AX
変更の有無	無	無	無	無	無	h	VT-1	Therapy	OFF	OFF	OFF	OFF	OFF
変更内容			手帳忘れ	手帳忘れ		e		1					
						r		2					
バッテリー	残量[V or year]	3.06	3.03	2.99	2.93	2.79	a	VT-2	Therapy					
	マグネットレート[/min]						p		1					
	インピーダンス[Ω]						y		2	OFF	OFF	OFF	OFF	OFF
	充電時間[s]	10.3/35J	10.5	10.7	11.1	11.6		ZONE	VF					
	Mode	DDD	DDD	DDD	DDD	DDD			FVT/VT					
	Rate[ppm]base/uper	50/130	50/130	50/130	50/130	50/130			VF	>300ms	>300ms	>300ms	>300ms	>300ms
設定値	出力電圧 V	A	1.5	1.5	1.5	1.5	1.5	Detection	FVT	OFF	OFF	OFF	OFF	OFF
		RV	2	2	2	2	2		VT					
		LV	2.5	2.25	2.25	2.25	2.25		Monitor	>350ms	>350ms	>350ms	>350ms	>350ms
	パルス幅 ms	A	0.4	0.4	0.4	0.4	0.4	ペーシング率 %	AS-VS	0.1	0.5	0.1	0.1	0.1
		RV	0.4	0.4	0.4	0.4	0.4		AS-VP	99.8	98.8	99.8	99.7	99.8
		LV	0.4	0.4	0.4	0.4	0.4		AP-VS	0.1	0.1	0.1	0.1	0.1
	感度 mV	A	0.3	0.3	0.3	0.3	0.3		AP-VP	0.2	0.6	0.2	0.2	0.2
		RV	0.3	0.3	0.3	0.3	0.3	治療済みエピソード イベント回	VT/VF[回]	0	0	0	0	0
		LV							AT/AF[回]	0	0	0	0	0
	閾値電圧 V	A	0.25	0.375	0.25	0.25	0.5		Shocks[回]	0	0	0	0	0
		RV	0.625	0.625	0.625	0.625	0.625	モニターのみ済イベント	VT[回]	1	1	1	1	1
		LV	0.875	0.75	0.75	0.625	0.75		SVT[回]	0	0	0	0	0
測定値	波高 mV	A	1.8	1.5	1.8	1.9	1.5		AT/AF[回]	0	0	0	0	0
		RV	9.3	4.8	4.9	4.6	9.5	次回外来予定日		6カ月後	6カ月後	6カ月後	6カ月後	3カ月後
		LV						備考		ケアリンクデータ	ケアリンクデータ NSVT-1	NSVT 1件 手帳忘れ		バッテリー低下 ケアリンクデータ
	抵抗 Ω	A	355	1083	1045	893	893	担当医		○本	○田	○川	山○	田○
		RV	532	627	570	532	532	担当ME		今△	今△	△木	川△	△水
		LV	570	627	494	494	570							
	ショックリード		46/72	50/73	49/74	41/64	43/68							

図1　患者データ管理ファイル例

フトや病院独自のものなどに特に決まりはない．
- 遠隔モニタリングデータの登録時には，これらのデータをもとにMEが情報を入力する．その際，情報に誤りが生じないように，データ入力者と他の技士がダブルチェックすることが望ましい．
- 多くの病院でデータベースは確立していると思うが，遠隔モニタリングの管理を開始する前提としてデータベースの構築は必須である．
- 毎月の送信データ確認：毎月送信されるデータは，MEがWebサイト画面上から直接データベースへの入力するか，PDFに変換して確認する．対象患者が多い場合，メーカ，機種（IPGかICD，CRT-D）などで，日にち，曜日を分けるなどの工夫をする．メーカ別の担当者を決定することもよい．
- カルテへの記載：確認したデータは，毎月カルテ記載が必要だが，データに問題がない場合，心臓植込型デバイスにおける遠隔モニタリングステートメ

ントにある診療録記載例「遠隔モニタリングにより心臓植込型デバイスの機能指標の計測などを含めて評価を行い，著変を認めなかった」などのように，記載すればよい．もちろん，所見がある場合は，その内容を記載する．

> **MEMO**
> **患者情報を効率よく管理するには……**
> ・PDF化されたデータは，Webを確認すればわかる情報であり，スキャンして保存する必要性は低いと考える．
> ・カルテ記載は，多くの所見がない場合，ひな型を作成し，医療事務が記載し医師が承認することで，業務負担は軽減できる．

ⓑ 患者対応

患者からの問い合わせと対応のポイントを以下にあげる．

①モニタに関する質問
→各社のカスタマーセンターに連絡するよう説明する（「RMS一覧」(p.vi)参照）

②送信日を過ぎてもデータが送られてこない
→自動送信で未送信に対しては，電源への接続，モニタの設置状況，通信環境の確認が必要．手動送信では，送信を忘れていることが多く，手動送信を促す連絡をする．ただし，複数回にわたり連絡はせず，外来受診時データをチェックする

③クレーム
→病院連絡窓口は一本化し，メディカルスタッフによる対応の質，内容に差がないように努める

今後予測されるクレーム：医療者側として患者の予後，QOLの改善は見込めるものの，窓口支払いが増加したことによる不満をRMS導入による満足度が上回るかといえば，必ずしも達成できるものではない．「便りがないのはよい知らせ」，常に医療者が見守っていることの重要性を患者に理解してもらえるように説明する．

ⓒ アラート・イベント管理

RMSでは，不整脈の発生やデバイスシステムのパラメータが設定された基準値外になると，Webサイト上にアラートとして表示され，イベントが確認できる．指定されたメールアドレスにお知らせするサービスもある．

アラート対応の運用は以下の2つが考えられる．
①勤務時間内のみ対応する体制（夜間・緊急対応はしない）．この運用では，RMSが緊急対応するものではないことを強調して同意取得が必要．

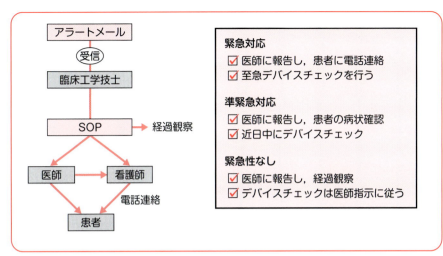

図2　アラート対応例
SOP : Standard Operation Procedure（標準作業手順）

②24時間緊急体制を整え対応する体制．この運用では，メディカルスタッフがWebサイトやメールをチェックする観察者を決めることが必須．ただし，スタッフの時間外業務は増加する．
- アラートメール受信時の対応として，イベント内容の緊急性を個別に判断して対応するのではなく，SOP（Standard Operating Procedures：標準作業手順：組織がその目的を達成するのに望ましいとして定め，関係者に容認された仕事のやり方の手順）を決定し，運用することを推奨する（図2）（COLUMN「遠隔モニタリング管理のStandard Operation Procedure（SOP）の例」参照）．
- 緊急対応，準緊急対応，緊急対応なし，とそれぞれ3パターンの対応ポイントを以下にまとめる．

（ア）緊急対応
- Webサイトから心内心電図，各トレンドグラフ，自動測定値などのデータを確認して，医師に報告し，できるだけ早期受診の連絡をする．

①リードのインピーダンスが範囲外になる
- 心室→リードの断線，部分的断線もしくはリードと本体の接続不良が疑われるため，ICDの頻回不適切作動が起きる可能性がある．
- 心房→リードの断線・部分的断線疑い，リードに持続的にノイズが混入すると心房細動と判断されて心室頻拍（VT）治療が抑制されてしまう可能性がある．
※ただし，心室細動（VF）はディテクションレートを満たせば治療される．

②短時間でショック治療が頻回作動している
→リードの断線・部分的断線疑い,エレクトリカルストーム,抗不整脈薬の飲み忘れ,心不全の可能性がある.

③右室/上大静脈コイルインピーダンスが範囲外になる
→ショックコイルの断線・部分的断線疑い,適切なショック治療が行われない可能性がある.

④VF検出機能がOFF
→VFを検出しないため,治療が行われない.

⑤不適切作動
→上室頻拍などによる不適切作動は予後悪化因子であり,緊急対策が必要.

(イ) 準緊急対応
● Webサイトからデータを確認し,医師に報告.受信した時間帯や患者の状態などを考慮し,早期予定受診の連絡をする.

①単発のショック治療
→受信時間帯や患者の状態により医師とともにいつ外来受診が必要か判断する.心内心電図にて誤作動でないことの確認は必須である.

②ペーシング閾値の上昇
→リードトラブル,薬剤の作用,心筋の問題などが疑われる.ペーシング不全が起こる可能性があり,閾値のトレンドグラフや自動閾値測定値を確認する.

③波高値が設定値より低下した
→リードトラブル,薬剤の作用,心筋の問題などが疑われる.アンダーセンスにより頻拍が治療されない可能性や,ペーシングによるSpike on Tが起こる可能性あるため,状態によってはできるだけ早く受診してもらう.波高値のトレンドグラフの確認は必須である.

④ERI(選択的交換指標)
→電池残量に応じて,対応を決定する.

(ウ) 緊急対応なし
● 医師に報告,その後の様子を見て対処法を検討する.

①心不全モニタリング指標の変化
→心不全モニタリング指標は感度は高いものの特異度が低く,そのほかの指標(活動度や昼間と夜間の心拍数,入院歴など)も含めて総合的な評価をして対応する.

②心房頻拍/心房細動が発生している
→発生頻度,持続時間などを医師が評価して対応する.

③ペーシング率の上昇
→特にペースメーカ,ICDで波高値の低下はアンダーセンス・リードトラブルの

可能性がある.
④ペーシング率の低下
→特に CRT では上室頻拍の出現, 心不全再燃の可能性がある.
⑤抗頻拍ペーシング治療
→心内心電図にて不適切作動でないことの確認は必須である.

> **MEMO**
>
> **緊急対応なしの具体的イメージ**
> - 遠隔モニタリング患者の緊急対応をしない. その理由として, システムを導入している患者といない患者に, 医療の差が発生する可能性があげられる.
> - アラートメールの対応は原則, ME が開院日の毎朝 8 時頃チェックをし, 内容に応じて, 医師に報告し, SOP で対応をしている.
> - 適切作動など, 患者が異常に気づいた場合は, 患者自身から電話連絡が来ることが多く, その際は, 迅速に Web サイトから情報を確認し, 内容に応じて対応している.

> **POINT**
>
> **ICD の不適切作動**
> - 心不全に最も合併しやすい不整脈は心房細動である. ICD 患者で, 経過中に心房細動が出現すると, 致死性不整脈と判断され, ショック治療されることがあり, これを不適切作動という.
> - 不適切作動を経験した患者の予後が非作動患者に比し, ハザード比が 1.6 倍で有意に高いと報告され[1], その要因として不適切作動を経験すると 2 回目以降の発生率が高いことから, ショック治療による心筋へのダメージによって左室機能が低下するからではないかと推測されている(図3).
> - ICD の不適切作動を回避するため, 不整脈検出時間を延長するなどの設定を変更したり, アミオダロンのような薬物治療を追加したり, アブレーションを行うなどの積極的な対応を考慮する.
> - 不適切作動による不必要な電気ショックは, 予後不良のみならず, 意識下に行われるために患者にとって苦痛であり, 将来の再発について不安を与えてしまう. 一部で抑うつ傾向となり, 精神的なサポートが必要となる患者もいる.

ⓓ 外来運用と ME の役割

- 遠隔モニタリングを上手に使用することにより, 新たなデバイス外来運用が可能となる.

Ⅰ. RMS 導入はどうするの？ ～キホンを押さえる～

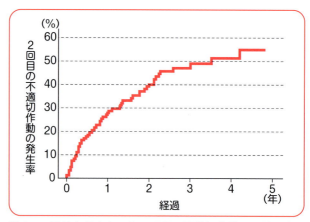

図3 1回目を起点とした2回目の不適切作動の累積発生率
(van Rees JB et al. J Am Coll Cardiol 57: 556-562, 2011 [1]) を参考に作成)

- 図4にデバイス外来の流れ（通常のデバイス外来とRMSを活用したデバイス外来例）を示す．RMSを活用すると多くのメリットが生まれる．

(ア) RMSを活用したデバイス外来効率化
- 多くの施設で，RMS導入目的とされる項目である．外来受診前に，データを確認することで，すべての患者情報を外来でチェックせずに済む．設定変更が必要なときも事前検討することで，受診時すぐに変更が可能となる．
- 効率化のコツは，RMS導入患者を先に診察し，未導入患者をその間にチェックするとよい．図5のような外来枠の設定には，半年以上かかるが，患者待ち時間は，確実に改善する．
- スタッフの外来での業務負担も効率的になるが，データチェックは，外来時間以外に行わなければならないため，いつだれが行うかを決定する．

(イ) 外来受診回数の削減
- 臨床試験の結果では，RMSは対面診療と同等，それ以上の安全性と有用性があることが立証されており，外来受診回数を減らすことは可能である．
- 特にICD，CRT-D患者では，3，4ヵ月に一度の外来診療をしていることが多く，患者によっては年1回の外来間隔まで延長できる．
- 日本で行われたAT-HOME研究では，3年間のRMSのみの管理が通常の外来受診と差がないことが2018年の日本循環器学会のLate Breaking Clinical Trialsで報告された．

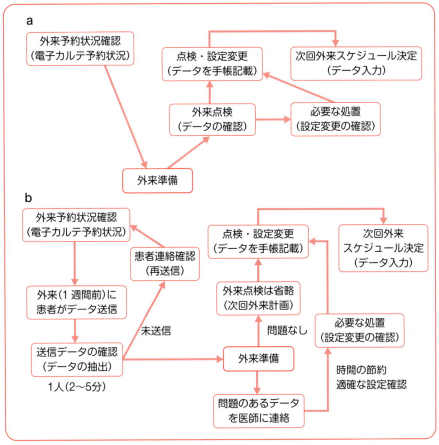

図4 RMS導入の有無によるデバイス外来の流れの比較
　a：一般的なデバイス外来の流れ．MEは，来院した患者順にプログラマーでデータを出力する．データに問題があれば，医師と検討．外来診療後，次回の計画を立てる．
　b：RMSを活用したデバイス外来の流れ．MEは，サーバにアクセスして，データを閲覧し，PDFに変換する．データに問題があれば，受診前に医師と検討し，外来診療後，次回の計画を立てる．

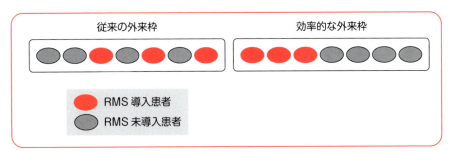

図5 デバイス外来枠の変更例

I. RMS 導入はどうするの？ 〜キホンを押さえる〜

> **MEMO**
>
> **NP の活躍**
> - 外来効率化にはいろいろな問題があり，RMS 導入が切り札とはならない．海外では，NP（nurse practitioner：簡単な疾患の診断や治療ができるように訓練された診療看護師）が，医師の代わりにデバイス外来を行っている場合も多く，患者管理，外来効率化に貢献していることが知られている．
> - 日本でも，このような資格を与えることで，看護師の活動の範囲が広がり，重要な役割を担えるものと考える

文献
1) van Rees JB et al. Inappropriate implantable cardioverter-defibrillator shocks: incidence, predictors, and impact on mortality. J Am Coll Cardiol **57**: 556-562, 2011

B. RMSを導入するためのキホン

COLUMN

平成30年度診療報酬改定によるパラダイムシフト
＜診療報酬改定によるコストベネフィットと落とし穴＞

- 日本不整脈心電学会（JHRS）の健康保険委員会では，RMSを広げるため，2018年度のRMS指導管理料の診療報酬改定に尽力した結果，2018年度の診療報酬改定で遠隔指導管理料がそれまでの月60点から320点とおよそ5倍になり，多くの施設が新規参入することになった．
- 診療報酬増加は，病院経営にとって大きなメリットであるが，そこには大きな落とし穴が潜んでいる．
- 受診回数が減れば，患者の窓口支払いはさほど変化しないものの，もともと受診間隔が年に1回の場合，対面診察回数は同じであるため，患者の窓口支払いが増えることになる（図1～4：シミュレーション）．
- 新規植込み患者では，支払に関するクレームはないと思われるが，RMS既使用患者，外来で新たに導入する患者では，不利益と感じるかもしれない．それでも，患者は，RMSを導入したい，ありがたいと感じるだろうか？　様々な説明責任が必要となる．

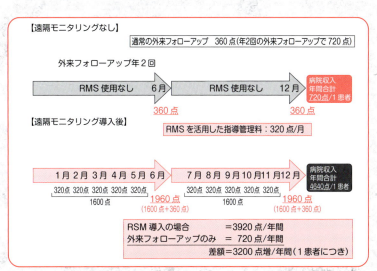

図1　外来フォローアップ年2回の場合
　RMSを導入すれば，病院収入増加になる．

Ⅰ．RMS 導入はどうするの？ ～キホンを押さえる～

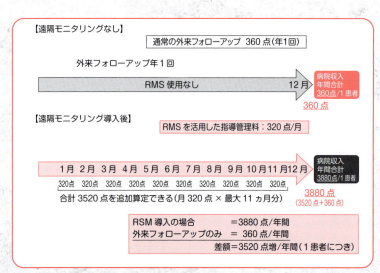

図2　外来フォローアップ年1回の場合
　RMS を導入すれば，病院収入増加になる．

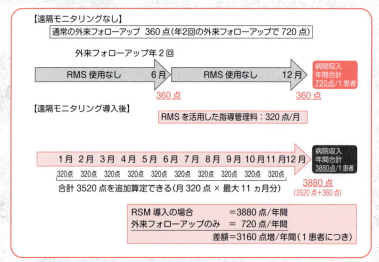

図3　外来フォローアップ年2回の場合
　RMS を導入すれば，年1回の外来受診でも病院収入増加になる．

B. RMSを導入するためのキホン

```
【遠隔モニタリング：2016 年度】 RMSを活用した指導管理料：60点/月

  1月 2月 3月 4月 5月 6月 7月 8月 9月 10月 11月 12月 → 病院収入年間合計 1020点/1患者
  60点 60点 60点 60点 60点 60点 60点 60点 60点 60点 60点 60点
  合計 660点を追加算定できる（月60点 × 最大11ヵ月分）        1020点
                                                  (660点+360点)

【遠隔モニタリング：2018 年度】 RMSを活用した指導管理料：320点/月

  1月 2月 3月 4月 5月 6月 7月 8月 9月 10月 11月 12月 → 病院収入年間合計 3880点/1患者
  320点 320点 320点 320点 320点 320点 320点 320点 320点 320点 320点 320点
  合計 3520点を追加算定できる（月320点 × 最大11ヵ月分）      3880点
                                                  (3520点+360点)

  RSM 導入：2016 年度 ＝1020 点/年間
  RSM 導入：2018 年度 ＝3880 点/年間
             差額＝2860点増/年間（1患者につき）
```

図4 RMS導入している施設：外来フォローアップ年1回の場合
病院収入増加になる．

- 繰り返しになるが，RMSの目的は，病院の増収ではない！
- 以下に窓口対応が必要となる例をあげる（ただし，外来間隔がもともと年1回のケース）．
  ① 身体障害1級であっても，窓口支払が増加する可能性がある．障害者の見直しで3, 4級になると，支払いはさらに増加することになる
  ② 身体障害3, 4級でRMS既使用患者の場合，以前に比し28,600円の1割か3割の窓口支払い増加となる
  ③ 身体障害3, 4級でRMSを外来で新規導入した場合，新たに38,800円の1割か3割の窓口支払いが発生する
  注）障害者医療費助成制度（福祉医療）は都道府県により異なる．

4. RMSを導入するメリットと課題

1 患者視点でのメリット

ⓐ 通院回数の軽減
- 電池交換時期が近く，普段より多くデバイスチェックが必要な患者，受診間隔がもともと短いICD, CRT-D患者（年3回以上受診）では通院回数は軽減できる．
- その結果，交通費，特に高齢者の通院に伴う身体的負担が軽減される．ただし，受診を希望する患者もいるため，それを拒む理由はない．

ⓑ 待ち時間の短縮
- RMS導入患者は，①外来でデバイスチェックをせずに診察が済むこと，②設定変更を事前に決定して対応できること，③外来予約を前半に集めるなどの工夫で，RMSを導入していない患者のチェック時間に余裕ができる，などの結果，RMS導入患者のみならず非導入患者も待ち時間は短縮する．

ⓒ 医療機関とオンラインでつながっているという安心感
- 患者アンケートでは特にICD, CRT-D患者で安心感があるとの回答を得た（COLUMN「患者さんの手記」(p.31)参照）．

ⓓ 施設入所中の患者への対応
- 施設入所者は通院困難患者が多く，データチェックをする機会が限られる．RMSモニタの多くが無線であり，導入費用が発生しないこともあり，施設の協力が得られれば，データ管理が可能となる．ただし，診療報酬の算定に問題は残る．

2 患者視点での問題点と解決策

ⓐ モニタ設置や送信操作が簡便でない機種がある
- 販売会社のコールセンターが対応することで，ほぼ解消．ただし，高齢者では，設置の簡単な機種を選択して対応する．

ⓑ すべての家庭で使用できない
- 最近では3G・固定電話回線環境が整っており，導入できないケースはまれで

ある（一部，無線が圏外：有線方式対応機種を選択）．
- 事前に患者の認知機能，家族や自宅の環境を調査したうえで，機種選択することでほぼ解決可能．

③ スタッフの視点でのメリット

ⓐ 事前に必要なデータを抽出・閲覧・検証が可能
- 設定変更の事前検討が可能．
- 上室性頻拍，リード抵抗値の変化，ICD作動などのイベントを早期発見し，敏速に対応できる．
- 問題点や患者のライフスタイルなどを事前に検討可能．
- 心不全悪化，心不全入院を防ぐ可能性．

ⓑ 医療連携が広がる可能性
- 不整脈専門医がいない病院と連携し，患者管理（データの共有，遠隔モニタリングの情報提供，適切な指示など）をする．

④ スタッフ視点での問題点と解決策

ⓐ 勤務時間外での業務負担増加（データ閲覧，スケジュール管理など）
- スタッフ間で話し合い，役割分担をして，負担の軽減を図る．

ⓑ 患者からの電話対応
- 電話対応マニュアルを作成する．
- 担当を決める．

ⓒ 緊急対応による負担増加
- 緊急対応マニュアルを作成する．
- 緊急対応しない運用では，導入時，このシステムが緊急対応ではないことを繰り返し患者・家族に伝える．

⑤ 今後の期待

- RMS導入で得られるメリットはとても大きく，日本政府が遠隔医療を推進していることもあり，これからのデバイス患者管理を行ううえで重要な位置を占める．

Ⅰ．RMS 導入はどうするの？ ～キホンを押さえる～

- 特に，心不全患者のモニタリングは，感度は高いものの特異度が低く，今後の課題も多いが，重症心不全患者を多く含むデバイス患者の予後改善のために，必要不可欠なシステムであることに間違いない．
- しかし，現段階での運用上メディカルスタッフの負担が増えること，アラート基準をどのように設定し，どの程度まで対応するかなど未解決の問題も多い．今後，診療報酬が増えたことで，メディカルスタッフが増員となれば，負担軽減が見込める可能性はある．
- 2018 年以降，遠隔医療によるアウトカムが見い出せなければ，診療報酬の減額の可能性もあり，しっかりとした患者管理と運用が欠かせない．

C. はじめてRMSを導入するためのポイント

1. どんな患者さんに導入するとよいか？

1 ICD植込み患者・CRT-D植込み患者に有用？！

- RMSは，特にICD, CRT-D患者に有用性が高いと感じている．その理由は，
  ①ICD, CRT-D患者はより重症であること
  ②注意喚起（アラート）の設定により，イベントの早期発見，対応が可能であること
  ③イベント内容をWebサイト上で確認できるため，設定変更などの対応を十分検討できること
  ④患者ごとに病状によって，運用方法（頻回モニタリング，アラートのみの対応など）をカスタマイズすることが可能なこと
  などがあげられる．
- 施設によっては，投薬内容や設定の変更後，カテーテルアブレーション後，心不全など頻回にデータ確認を要する患者に絞ってRMSを導入する方法もある．
- IPG患者に導入する際は，将来の通院回数軽減，遠隔診療の可能性など，RMS導入のメリットを特に強調する．

2 患者への導入のタイミングは？

- 新たにRMSを導入する施設では，新規植込み患者もしくはデバイス交換で入院する患者に開始することを勧める．RMSに関する説明を入院中に時間をかけて行うことが可能であり，外来で導入するよりもトラブルが軽減できる．

3 導入すべき患者像は？

- 島しょや山岳部在住，冬季移動困難地域，身体活動能力の低下した患者，高齢者，施設入所者などデバイス外来への通院困難患者は，デバイスの種類によらず，RMSを積極的に導入すべきである．

Ⅰ．RMS 導入はどうするの？ 〜キホンを押さえる〜

2. 患者さんへの説明で役立つポイント〜キーパーソンの設定〜

1 RMS 導入を円滑に行うための鍵 (表1)

- デバイス植込み患者は高齢者が多いため，患者のみならず家族を含め，指導対象者（キーパーソン）を見極めて，モニタの設置・管理が自宅で行えるようになるまでのサポートをすることが必要で，その役割を看護師が担うことが望まれる．
- 多くの患者，家族は，「遠隔モニタリング」という言葉を聞くこと自体がはじめてであり，機械と聞いただけで難しいと思われる方がいる．そのため，患者の身近な存在である看護師が，患者のわからないことや不安なことを相談できるような窓口になるとともに，RMS の適切な情報提供を行うとよい．指導する際は，キーパーソンが参画しやすい指導計画を立てる．
- 可能であれば複数回にわたり，システムの説明だけではなく，DVD やパンフレット，デモ機を用いて，その有用性，簡便性を伝えるような教育をする．
- 退院の段階では，患者，家族が安心して導入できるように，自宅での遠隔モニタリングの設置・管理方法が理解できているか，疑問がないかどうか最終確認と指導を行う．時に患者の悩み相談を受けることも重要である．
- 将来は，遠隔モニタリングのデータをもとに看護師が，電話や外来での日常生活相談など退院後も患者への継続した看護が可能になるかもしれない．

表1 RMS 導入指導のポイント

- 遠隔の利点について説明
- 遠隔が送信できなくてもデバイス自体には影響がないことを説明
- 管理者の言動・表情などを通して理解度や受け入れ状況の評価
  →指導対象の変更など検討
- 余裕をもった指導日の設定
- 機器の設置場所についての相談
- 施設入所者では，施設向けに説明，指導

C. はじめて RMS を導入するためのポイント

COLUMN

遠隔モニタリングシステムに関する質問にお答えします！

1）設置について
・各社で設置方法に違いがあるので，基本的には，患者さん自身に各社のコールセンターで聞いてもらうように案内します．

①送信機が自宅に届いたのですが，どうやって設置すればよいですか
・事前に説明していてもこのような質問をされることはよくあります．設置方法は，説明書に書いてあると思いますが，それでもわからなければ，各社のコールセンターに電話して聞いてもらうようにしましょう．

②ほこりがかぶらないように送信機の上にタオルを載せても構わないですか
・推奨はできません．デバイス，中継機器間の電波通信の際に影響を及ぼす危険性があります．タオルを置くことにより発火の危険性が生じます．一般的な電化製品をイメージしてもらえれば理解できると思います．

2）送信について
①停電後，データは自動的に送られるようになるのですか
・自動的に動き出しますので心配いりません．電源プラグを抜き差ししたときもそうですが，患者さんが，何かしら設定するという作業はありません．
・停電中に電源が ON にならない機器では，データは送信されません．電源が再開されたときに，停電中で送れていなかったデータはまとめて送信されます．

②旅行に行くとき，送信機は持って行ったほうがよいですか
・短期間であれば持参する必要はないでしょう．
・帰宅したときに，旅行中で送れていなかったデータもまとめて送信されます．

3）データについて
①送信されたデータの個人情報は守られますか？
・送信されたデータの個人情報は守られます．インターネットでデータは確認しますが，誰でも見られるというわけではなく，ID とパスワードがないとログインできないようになっています．特定の人（医師や臨床工学技士，看護師など患者の診療にかかわる人）にしか ID は配られません．
・業者が見る場合は，事前に同意書が必要となりますので，見られたくない場合は，同意しなければ閲覧されることはありません．

② 何か異常があったら病院にすぐデータが送られて見てもらえるのですか
- RMSは，常時データを監視しているシステムではありません．通常は決められた時間，あるいは毎日にデータが送信されますが，異常なデータがあったときは，アラートという形で医療者にメールでお知らせが送られます．
- ただし，異常があったときに中継機器のそばにいなければ，データはすぐに送信されませんし，送信されたとしても，医療者が常時監視しているわけではありませんから，どうしてもタイムラグは生じてしまいます．そこは患者に強調して指導しておきましょう．
- オンタイムの対応はできませんが，異常の早期発見は可能となります．従来の方法でしたら，次回の外来でデバイスチェックをするまでは，患者さんの様子はまったくわからず，異常に気づくことができませんでしたが，遠隔モニタリングを使えば，外来受診前に気づくことができます．
- 患者さんが体調の悪化を感じたら，病院からの連絡を待つのではなく，これまで通り，自ら病院に電話，もしくは来院するように指導することが大切になります．

③ どういう情報が病院には届くのですか
- リードやバッテリーの状態，心拍数や不整脈の有無，加速度センサーから得られる活動量，機種によっては胸腔内の抵抗から心不全の予兆がわかるデータが送られます．このデータを組み合わせて解釈することで，異常の早期発見ができます．

④ 送信されるデータを患者さんが自分で見ることはできないのですか
- IT技術的には可能でしょうが，現時点では患者さん用のIDやパスワードはなく自分で見られるようにはなっていません．患者さんから送信されるデータ情報はカルテと同じ扱いになっています．
- また，専門的な内容のため，知識がないと自分で見てデータを解釈するということは難しいと思われます．

文献
1) 循環器病の診断と治療に関するガイドライン（2012年度合同研究班報告）：ペースメーカ，ICD，CRTを受けた患者の社会復帰・就学・就労に関するガイドライン（2013年改訂版）http://www.j-circ.or.jp/guideline/pdf/JCS2013_okumura_h.pdf
2) 飯塚裕美，梅田亜矢：患者さんからよくある質問．チームで取り組む心臓デバイス植込み患者のケアとマネジメント——遠隔モニタリングの活用から一般管理まで，鈴木誠（編），南江堂，東京，p.116-119，2012

COLUMN

患者さんの手記

- XX年7月7日，午前九時ごろ自動車で病院に行く途中，赤信号で停車中に意識不明になりました．九死に一生を得て，助かったときは54歳でした．診断は心室細動とのことでした．
- 1ヵ月ほどA大学に入院し，退院のときに主治医から病気のことや今後のことなどいろいろと説明がありました．そのときは運がよく助かったなとつくづく思いました．ただ，これからまたこのようなことが起こる確率が高いとの話も聞き，植込み型除細動器（ICD）を入れたほうがよいのではと説明がありました．
- 私も再発の不安などがあり，すぐに決断しXX年の8月16日にICD植込み術を無事にしていただきました．
- 入院中に除細動器の役割，作動時の状況，電池寿命などの説明を受けました．また身体の動かし方によってはリードに負担がかかり重大な問題が起こりうることなども聞き，生活していくなかでいろいろなことを注意しなければならないと考えました．
- そのようななかで遠隔モニタリングの説明を受けました．遠隔モニタリングは自動的にリードの状況や電池の状態などいろいろなデータが送信されるとのことでした．また電池寿命が縮まることもないこと，特別に通信料などがかからないことなども説明を受けました．
- 常に監視されているようなことを気にする方もいらっしゃるようですが，まったく気にすることではなかったです．ただ，一方では本当に役に立つのかと思ったことを記憶しています．
- そんななか，半年ほど経ったXY年4月9日，日中の車の運転中にまた意識喪失があり，A大学とは別の病院に搬送され10日間ほど入院しました．退院して家に帰ってきたところ，A大学からの着信が何回もあり，連絡してみるとモニタリングのデータが届いていないので，何かあったのかと心配の電話をかけたとのことでした．そのときはやっぱり見ていてくれているのだと本当に安心感が湧きました．
- それから5年ほどは何事もなく，体調に気をつけながら日常生活と仕事をしていましたが，もう心臓が止まることもICDの作動もないだろうと思っていたところでした．
- XZ年6月3日に床に入ろうとしたときに，頭がふらつき一瞬意識もなくなりました．ICDの作動は感じることなくそのまま寝てしまいました．

Ⅰ．RMS導入はどうするの？ ～キホンを押さえる～

- 次の日も何となく心臓が痛く変だなと思っていたところ，A大学の先生から自宅に電話とメールで連絡があり，ICDからの治療が行われていたとのことでした．遠隔モニタリングによりICDの作動を認識していただき，連絡してくださったことがわかり，本当に安心しました．
- NPO法人「日本ICDの会」を通して，毎年講演会に携わっています．今後もその講演会のときに遠隔モニタリングの重要性を体験談として話をしていこうと考えております．
- 将来的には遠隔モニタリングのデータも自分のスマートフォンやパソコンでチェック確認し見ることができるようになるのではないかと先生から話を聞きました．期待したいと思います．

ミニレクチャー

すでにRMS導入している病院での運用・診療報酬改定への対応策はこうする

1）こんな病院を考えます
- 心臓植込みデバイス手術が年々増加し，2017年にはすべてのデバイスを合わせて年間約190例の手術を行った．
- 主要5社のRMSを2009年から段階的に導入し，2018年8月までに延べ約880人の患者を登録し，現在も約480人の患者をRMSにて管理している．

2）ハイボリュームセンターにおけるRMSの運用の例
- 管理する患者が多ければ多いほど，多職種による協力体制や，マニュアル化された運用の必要性が増すと考えられる．
- この病院では医師3～5名，ME5～7名，看護師約10名程度のチームで運用しているとする．
- 導入時やフォローアップ時の各職種の役割を独自のパス，フローチャート，資料などにまとめ，システム化された運用を行っている．
- RMS毎に担当のMEを設定し，全社に共通したアラート対応のプロトコールを作成して，それに基づいて医師と相談のうえで対応している．

3）2018年4月の診療報酬改定への対応はこう考える
- 遠隔モニタリング加算が1ヵ月あたり60点から320点に増額され，RMS運用にかかる業務負担に対する見返りが得られるようになったが，適切に患者管理を行っていることをより明確化する必要が生じる．
- 算定する月には，計測したパラメータやそれに対する対応の要点を診療録に記載する必要があり，この病院のようなハイボリュームセンターにおいては多大な業務負担となるおそれがある．
- 自動送信型のRMSであっても，アラート対応のみでデバイスのパラメータ測定が行われていない月は算定していないが，測定頻度は段階的に増やす．
- 手動送信型の場合は，患者負担や業務負担を考慮し，特にペースメーカに関しては，2ヵ月に1回以上には送信頻度を増やさない．
- 患者さんの医療費負担も増加するため，RMSによるメリットを患者さんに理解してもらうこと，費用負担に関する同意を得ることも必要であり，担当医による説明に加え，看護師がRMS導入時の指導の一環としてその

Ⅰ. RMS導入はどうするの？ ～キホンを押さえる～

メリットについて説明することで，比較的良好な理解を得ている．また，RMSの同意説明文書に医療費負担の割合や，データ送信の頻度によって，最大で年間1万円程度の自己負担額が発生する旨を明記する．
・すでにRMSを運用している患者においては，ペースメーカ外来にて適宜医療費負担の増加に関して説明し，同意を得る．

Ⅱ

各RMSの使い分けは？
〜RMS使い勝手徹底比較！〜

Ⅱ. 各 RMS の使い分けは？ ～RMS 使い勝手徹底比較！～

はじめに ～RMS はここまで進化した～

- 10 年前には予想しなかったことが，近年の目覚ましいデジタル化のなかで現実になっている．
- 遠隔モニタリングシステム (RMS) は，未来の医療をいち早く実現し，進化を続けてきた．
- それほど遠くない未来に，植込みデバイスはすべて遠隔管理されると確信している．

将来の RMS 例
・すべて全自動で患者負担ゼロ．
・自分のスマートフォンが中継機器．
・送信データは院内どこでも閲覧可能．
・ワンドは過去の産物．歴史的アンティークとして展示室に飾られる．

遠い未来の RMS 例
・超小型植込みデバイスから直接サーバにデータが送られる．
・デバイスやウェアラブル端末から得られる生体情報をモニタリング可能．
・手動送信ボタンもなく，話しかけるだけで送信．
・GPS で患者の場所を特定し，救急車が現場に向かう．
・「Pure genius」という米国の医療ドラマでは，これに似た RMS が描かれており，未来の医療の姿にワクワクする．

- 2013 年に各社の RMS を比較したことがあるが，当時は，ようやく 5 社の RMS が揃い，3G 回線と固定電話の比較や，有線と無線の比較が主な関心事だった．
- デバイスと中継機器は無線がよいし，固定電話より 3G 回線のほうがよいのは明らかで，各社の差は歴然であった．技術的に BIOTRONIK がリードし，フルワイヤレスの St. Jude Medical が追従していた．
- それからたった 5 年しか経っていないが，無線で 3G 回線はあたりまえになり，各社の基本的な性能は，ほぼ横並びになったといってよい．電話回線や有線・無線の違いで機種選定をすることは少なくなってきた．それでもまだ完全に各社横一線というわけではない．
- 各メーカーにそれぞれ特徴のあるシステムを備えている．その違いがわかれ

ば，患者毎に適切なデバイスを選択し，きめ細やかで質の高い管理が可能となる．未来の理想的な RMS に近づいているメーカーはいったいどこなのか？ 2018 年 8 月現在の状況を比較する．あくまでも独自の分析であることをご了承いただきたい．

Ⅱ. 各 RMS の使い分けは？ 〜RMS 使い勝手徹底比較！〜

B 各 RMS の性能・特徴

1. CareLink™ Network（Medtronic）

1 モニタリングシステムの特徴

- 2003 年米国で導入され，その後 2008 年に日本に導入された遠隔モニタリングシステムである．現在（2018 年 7 月時点）では国内で 3 万 5 千人以上，全世界で 150 万人以上が使用している．
- ICD, CRT-D や一部のペースメーカなどの自動型機種の場合は，アラート条件に合致した場合にモニタの受信範囲内に患者がいれば，夜間を待たずにアラート送信が行われる．なお，アラート送信であっても送信データにはデバイスの全データが含まれている．
- 送信時の EGM も送信されるため，エピソード時の EGM と比較することが可能である．また，ICD, CRT-D ではデバイス本体内にスピーカを搭載しており，設定によりアラート発生時に鳴動させることができる．
- アラート発生時に遠隔モニタリングでのデータ送信が 3 日間連続でできなかった場合にも，デバイス本体を鳴動させ患者に来院を促す機能が搭載されている（ICD, CRT-D のみ）．
- アラート項目についてデバイス側で設定を行う必要がある．外来時に必要なアラート項目を精査し設定を行うことが大切である．

2 中継機器の特徴と種類

- 2014 年より 3G 回線を利用したマイケアリンクペイシェントモニタを提供している．液晶モニタを搭載し，患者に対しアニメーションにより操作方法をガイドする機能を搭載している．
- 本体の上部にワイヤレスのリーダーを搭載しており，手動送信を実施することができる．なお，自動送信デバイスについても，モニタと紐付けを実施するため，初回送信を行う必要がある．
- モニタの配布はメーカーからの直送のほか，病院の在庫から直接配布することも可能である．

③ Web の特徴

- メモ欄の追加や表示項目の変更など，各病院の運用に合わせカスタマイズが可能である．病院の外来時間や休診日を予め設定することが可能であり，レッドアラート，イエローアラートそれぞれのアラートについて，アラートメールを配信する時刻を通常業務時間に限定することも可能である．
- アラートメールの送信先はレッドアラート，イエローアラート，それぞれ1つのアドレスを設定可能である．複数スタッフで受信したい場合は，施設でグループアドレスを設定するなどの対応が必要である．

④ モニタリング対応デバイスと，それに対応する中継機器

- IPG，リードレスペースメーカ，ICD，CRT-D すべてのデバイスが遠隔モニタリングに対応している．また，2018年5月に発売した AzureXT（IPG）でもワイヤレス通信に対応した．
- モニタはマイケアリンクペイシェントモニタですべてのデバイスに対応している．

Ⅱ. 各RMSの使い分けは？ ～RMS使い勝手徹底比較！～

2. Home Monitoring® (BIOTRONIK)

1 モニタリングシステムの特徴

- ホームモニタリング（以下HM）は，世界初のCIEDs（心臓植込み型デバイス）の遠隔モニタリングとして2000年に米国で運用が始まった．患者が外来を受診していない間の臨床状態やデバイスの安全をモニタリングし，見守ることを目指している．
- バイオトロニック社は，開発当初よりHMを最も重要な機能の一つと考えていたため，基本的にすべての植込み型デバイスがHM機能付きで設計されている．
- また，植込みから交換にいたるまでの全期間をモニタリングすることを前提としているため，電池への影響を最小限に抑えている．
- HMは，毎日自動で患者データをサーバへ送信する．このサーバは，データを蓄積するだけでなくフィルターの役割も兼ねており，設定条件に合致するデータを認識した場合にアラートを発生させる．
- 医療機関では，毎日最新の患者データを確認することができる．毎日継続してモニタリングをすることで，トレンドを把握し，イベントに対する早期介入や投薬，アブレーション術後などの効果を評価することも可能である．
- HMの一番の強みは，毎日自動でデータ送信を行う「デイリーモニタリング」である．初回データ送信時から，医療スタッフ，患者の介入なしでデータ送信が開始される．毎日自動で送信されることは，多くの患者を管理するうえで効率的であると同時に患者によるデータの送信忘れも防ぐことができる．
- また，HMの臨床ベネフィットは数々の臨床試験で示されている．なかでも，IN-TIME試験[1]では，HM群の死亡率の改善が示された．HMは，ただモニタリングするだけでなく，患者の臨床転帰に貢献できるシステムである．

2 中継機器の特徴と種類

- HMは，カーディオメッセンジャースマート（以下CM Smart）という中継機器を使用する．このCM Smartは，全デバイスに対応しており，使用方法は共通である．
- CM Smartは患者の自宅に宅配される．患者は，箱から本体を取り出し，就寝場所から遮る物がない2m以内の場所で電源アダプタをコンセントに差すだけで設置が完了する．設置後は，電源を差したまま同じ場所に置いておくだ

けでよい．
- データ送信は，患者が就寝中の深夜にワイヤレスで自動で完了する．このように使用方法はとても簡単で，高齢の患者でも使用できるよう考えられている．
- CM Smart は持ち運びをすることも可能である．ICD, CRT-D を植込まれている，若年層の患者やアクティビティが高い患者においては，外出や旅行などの機会があると思われる．その際に，CM Smart を持ち歩くことで毎日のデータ送信を継続でき，デバイスの作動があった際には迅速にデータが送信される可能性がある＊．（＊電波状況による）

③ Web の特徴

- Web 上での見やすさと操作性に重点を置いたインターフェースになっている．受信したデータは，毎日アップデートされ，トレンドグラフにプロットされる．
- このトレンドグラフは，患者の状態変化を経時的に把握するのに役立つ．また，アラートはすべてサーバで判定しているため，アラートの設定，変更はWeb 上で完結し，患者の来院を必要としない

④ モニタリング対応デバイスと，それに対応する中継機器一覧

- 全デバイスに対して，CM Smart が対応．

文献
1) Hindricks G et al. Implant-based multiparameter telemonitoring of patients with heart failure (IN-TIME): a randomised controlled trial: Lancet **384**: 583-590, 2014

3. Merlin.net™ (Abbott)

1 モニタリングシステムの特徴

- Merlin.net™は2010年より日本でパイロット導入が始まり，2011年より販売が開始された．
- 導入当初より，無線対応のすべてのAbbott社(当時，St. Jude. Medical社)製デバイスに対応しており，すべてのデバイスにおいて無線自動送信(患者が手動で送信する必要がない)が可能である．また，必要に応じて患者による手動送信も可能である．
- Merlin.net™に送信され医療従事者が閲覧できるデータに関し，病院内で専用プログラマーにて読み込まれプリントアウト可能なすべてのデータをPDFで取得可能である．
- Merlin.net™を介し，心臓植込みデバイス・ICMのメモリーをクリアすることが可能であり，メモリークリアのための来院を減らすことができるが，逆に注意が必要な点でもある．

2 中継機器の特徴と種類

- 通常は中継機器(Marlin@Homeトランスミッタ)に付属している3Gデータ通信カードを用い，3G回線を通じてサーバと通信を行う．患者宅が電波状況の悪い環境にある場合も，Marlin@Homeトランスミッタは電話回線ジャックを装備しており，電話回線(有線)での通信も可能である．
- ICMを適用している患者にとって，自覚症状があったときの心電図を記録できるかが重要である．ICMに関しては，患者のスマートフォンに専用アプリをダウンロードしたものが中継機器となるため，患者の携帯性が高まり，病変時の心電図を取得できる確率がより上昇することが期待される．
- ICM専用アプリケーションはAndroid・iPhone両者に対応している．

3 Webの特徴

- 複数の患者の複数データを一括でプリントアウト/PDF化することができ，且つ複数の患者の送信スケジュールを一括で変更できる．
- Webサイトの階層が浅く，ログイン後，1クリックで患者デバイスサマリー画面(FastPathサマリー)に移行できる．

- すべての患者の通信状況を含む患者リストを PDF/Excel の 2 つの形式で出力可能である．

4 モニタリング対応デバイスと，それに対応する中継機器一覧

- 2018 年現在，すべての心臓植込みデバイスに関し，1 種類ですべて対応可能であるため，デバイス毎に異なる操作説明をする必要がない．

Ⅱ. 各 RMS の使い分けは？ 〜RMS 使い勝手徹底比較！〜

4. LATITUDE™ NXT（Boston Scientific）

1 モニタリングシステムの特徴

- LATITUDE™ NXT システムは，2005 年より海外で使用が開始され，現在にいたるまで，延べ登録患者数約およそ 60 万人（2018 年 7 月時点）のデバイスデータの管理を行っている．
- 現在，米国をはじめヨーロッパ，オーストラリア，ニュージーランド，カナダ，香港，日本など広い地域で利用されており，LATITUDE™ NXT のワイヤレスコミュニケータ（中継機）はグローバルローミングにより海外の広い地域でも利用が可能である．
- また，3G のみではなく有線 LAN や電話回線，および Bluetooth によるホットスポットによる接続も可能である．
- LATITUDE™ NXT システムはデバイスの機能だけではなく，オプションのワイヤレスの体重計，血圧計を組み合わせて用いることで幅広い患者診断のための情報が提供されている．
- LATITUDE™ NXT システムは，「シンプルを　安心を　もっと身近に」というコンセプトにて設計されており，コミュニケータはアイコンを用いたシンプルな操作となっており，Web サイトのデザインは Boston Scientific 社プログラマと統一性が持たれている．
- 多数の心不全評価の指標を備えており，植込み機器との組み合わせにより，以下のような情報が確認できる．
- 機器からの情報：心拍数，SDANN，呼吸数トレンド，AP Scan（設定された睡眠時間での無呼吸・低呼吸），睡眠時の傾斜角度，胸郭インピーダンス，夜間心拍数，心房細動情報，アクティビティログなど
- 外部センサの情報：体重，血圧
- 外部センサにより情報収集する体重や血圧は心不全管理のスタンダードであり，心不全管理に広く用いられている．また，機器が有するバッテリー技術（ENDURALIFE™バッテリーテクノロジー）と合わせ，デバイス電池消費が最小限になるよう設計されており，より長い機器寿命を有している．

2 中継機器の特徴と種類

- 6420*および 6443*は国内でワイヤレスの使用できない機種に対応している．右上のボタンが光ることにより読込みのスケジュールを通知することができ

B. 各 RMS の性能・特徴

る．
- 6290 はワイヤレス機種用のコミュニケータで，対応する経静脈 ICD およびペースメーカの場合自動的に情報取得し送信する．患者主導の情報読込みや S-ICD の情報読み込みの場合はハートボタンを押すことで読込みを開始することができる（図 1）．

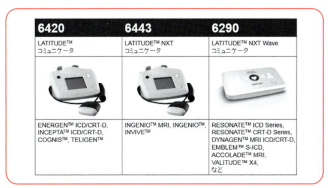

図 1　LATITUDE に接続する中継機器（コミュニケータ）の種類

3 Web の特徴

- LATITUDE の Web サイトでは確認が必要な患者（スケジュール，アラート，患者主導の情報読込み）が確認を要する患者として表示される．すべてのデバイスにおいて，プログラマのインターフェースに近い操作を提供し，データ確認を容易にしている．

4 モニタリング対応デバイスと，それに対応する中継機器一覧

LATITUDE™ 対応デバイス（2018 年 8 月 1 日現在）

	6290
COGNIS™CRT-D/ TELIGEN™ ICD	
INCEPTA™ ICD/CRT-D	
DYNAGEN™ ICD/CRT-D	○
RESONATE™ ICD/CRT-D	○
ACCOLADE™ ペースメーカ	○
ENERGEN™ ICD/CRT-D	○
INGENIO™ ペースメーカ	
INVIVE™ CRT-P	
VALITUDE™ CRT-P	○
EMBLEM™ S-ICD	○

5. Smartview™ (Sorin)

1 モニタリングシステムの特徴

- Smartview™遠隔モニタリングシステムは日本ライフライン社が輸入販売するMicroPort CRM (旧SORIN) 社製植込み型心臓デバイスに対応している．

ⓐ タキデバイス (ICD, CRT-D)

- タキデバイス用モニタは患者宅の寝室に設置して，個別にペアリングされたデバイスと深夜0時から5時の間に自動交信を行いデバイスの活動記録を読み取り，アラート項目を検知した場合は即時にまたは朝7時にメールで通知する．
- アラートはレッドとイエローがある．その項目や分類は固定で，アラート設定の閾値をプログラマ上で調整する．
- 収集したデータをもとにサマリーの患者レポートを作成してPDFでWeb上に提示，別タブのEGMレポートにはすべての持続性エピソードを含む．
- 遠隔フォローアップはWeb上で定期送信日をカレンダー設定することでモニタが指定日にデバイスと自動交信を行う．
- カレンダーは週に1回モニタが読み取り，月毎・週毎・曜日毎の繰り返し設定が可能である．
- アラート送信および定期送信ともにデバイスと交信する際にリトライモードが機能する．
- 患者による手動送信が1日1回の上限で可能である．

ⓑ ブラディデバイス (ペースメーカ, CRT-P)

- ブラディデバイス用モニタはペアリングの必要がなく患者宅や施設に設置，モニタに接続されたヘッドを患者のデバイスの上に当てて読み取り1分，送信4分の計5分間で送信を行う．
- 複数の患者が1台のホットスポットを共用してデータ送信が可能なため，離島の診療所に1台設置するような活用方法もある．
- 患者レポートはカラーで見やすい (タキデバイス5枚，ブラディデバイス2枚)．
- ペースメーカはヘッドで読み取りを行うのでバッテリーの消費がほとんどなく薄型長寿命のメリットを最大限に生かすことができる．
- ブラディデバイス用モニタはアラートがなく，患者による手動送信のため，

医療機関で送信日を決めて患者への告知を行い，データ未着の場合は患者に送信を行うよう連絡が必要．

2 中継機器の特徴と種類

- ICD, CRT-D 用にスマートビューモニター（据置き型で自動送信），ペースメーカと CRT-P 用にホットスポットモニター（ヘッド型手動送信）を使用する．
- 電送方式は電話回線と 3G アダプタのモバイル回線のどちらかを利用する．

3 Web の特徴

- ホーム画面は送信（送信データの確認など）・患者（患者登録など）・医療機関（ユーザー追加やアラート設定など）の 3 項目に分類されている．
- 送信データは新規イベントとフォローアップの種類毎に集約し，最新送信日のものが上になるように配置され，日付をクリックして患者レポートを閲覧する．
- PDF のサマリーとは別にフルデータのソースファイルを画面からダウンロードして USB メモリで取り出しプログラムで AIDA などの詳細データを閲覧することが可能である．

4 モニタリング対応デバイスと，それに対応する中継機器一覧

デバイス	ホットスポットモニター	スマートビューモニター
ペースメーカ	○	
CRT-P	○	
ICD		○
CRT-D		○

Ⅱ．各 RMS の使い分けは？ ～RMS 使い勝手徹底比較！～

C 使い勝手独自分析

1．中継機器の使いやすさ

1 大きさとデザインからみる使いやすさ（「RMS 一覧」(p.vi) 参照）

- 中継機器は，小さくて軽いか，持ち運べるか，遠くに離して置けるか，それが無理ならインテリアとして寝室におけるデザインかどうか，などがポイントになる．
- ほとんどが寝室に設置するため，暗い部屋で邪魔になってはいけない．植込みデバイスは，薄く・小さく・軽くなったが，中継機器に関しては，いまだに大きな最新機種も存在する．
- 手動送信の際に，植込みデバイスに当てて使用する「データ読み取り機器」は，デザイン的にも操作の煩雑さからもマイナス要素である．3G 回線用アダプターも美しくない付属品であり，内蔵している中継機器と比べると，どうしても見劣りしてしまう．

①Medtronic（マイケアリンクペイシェントモニタ）
- 初代の中継機器に比べ，デザインが大幅に変更された．洗練された印象だが，ワンドのような「アンテナ」から，着脱式の「リーダー」と呼ばれる大型の PC マウスに似たデザインとなった．他社に比べ全体的に大きく，着脱式というところが患者の負担となる．
- リーダーを置く本体はベースといい，液晶画面がついていて，モニターの状態や操作方法が表示される．液晶画面の右にアクセプトボタンがあり，その上下に，矢印記号がついたボタンがある．現在は使用しておらず，飾りのボタンになっている．

②BIOTRONIK（カーディオメッセンジャー）
- 世界で唯一携帯できる中継機器，カーディオメッセンジャー・スマートのサイズには感動を覚える．手動送信という概念がないため送信ボタンはなく，サイドに小さな電源ボタンがあるのみである．
- 小さな液晶画面で作動状況がわかる．据え置きで使用している患者が多く，付属するスタンドに立てておくことができる．
- 携帯電話と同じように，マイクロ USB を本体に差し込んで充電する．携帯する場合は 1 日 1 回の充電が必要となるため，置くだけで充電できるようになると利便性が上がるだろう．

③Abbott（トランスミッタ）

- WiFiルータのようなデザインでシンプルなつくりであるが，3G通信はUSB型データ通信カードをトランスミッタの背面に装着している．デザイン的には内蔵されていたほうがいっそうシンプルだろう．
- スマートフォン対応植込み型心臓モニタ，Confirm Rxが2018年6月1日より保険収載された．Abbottが未来を先取りしたことは歴史に刻まれると思う．

④Boston Scientific（コミュニケータ）

- 旧「コミュニケータ」は固定電話回線を使用し，LCDタッチ画面があり，ワンドを用いてデータを読み込むなどの仕様であったが，最新の「Waveコミュニケータ」はデザインも格段によくなり，ボタンもハート型ボタンひとつになった．また，タッチ画面はなくなり，わかりやすいアイコンがついた．
- 3Gモジュールは内蔵されておらず，3Gアダプタを利用する．体重計，血圧計を使用する場合はUSBセンサアダプタをUSBポートに差し込んで使用する．

⑤Sorin（スマートビューモニター，ホットスポットモニター）

- ICD，CRT-Dの中継機器は「スマートビューモニター」，ペースメーカ，CRT-Pの中継機器は「ホットスポットモニター」と呼んでいる．Tachy用とBrady用にモニターが別れているのはSorinだけである．2種類の外観は同じで，Brady用には「テレメトリーヘッド（ヘッド）」と呼ばれるワンドがついている．
- 本体はボタンひとつでアイコンもなく，シンプルなつくりとなっている．
- 3G回線はアダプタが必要である．

2 通信距離と設置場所

- 中継機器は主に寝室に置くことになるが，無線通信距離はどの機種も2～3mである．
- BIOTRONIK以外は「中継機器の近くに電波を発する電化製品は置かないように，もしくは電源を切るように」と記載されている．しかし，患者はベットサイドテーブルに携帯電話の電源を入れたまま置いてあることが多く，そのことで交信や伝送に問題があった例を経験したことはない．
- 特徴のあるBIOTRONIKとSorinについて補足する．

①BIOTRONIK

- 無線通信距離は15cm以上2m以内となっている．他のメーカーが3mであることを考えると，1mの違いはかなり大きい（これは他社からBIOTRONIKに交換した患者の生の声である）．
- しかし，他社と違って電化製品の電磁干渉に関する記載がみあたらない．これは1mの差を逆手に取った長所なのかもしれない．

- 15 cm 以上というのは中継機器を携帯するときの注意で，胸ポケットに入れないよう指導が必要である．

②Sorin
- ICD, CRT-D の無線タイプは 2〜3 m であるが，電波を発生する障害物（大型テレビ・ラジオなどの電波を発生する機器，ワイヤレス充電器，コンクリートなどの遮蔽物）がなければ，5 m 離れても大丈夫となっている．

③ 送信について

- データ送信は表1のように3種類ある．

表1　データ送信の種類

送信の種類	自動・手動	送信のタイミング	図1
定期送信	自動送信	予定された日	(a)
（スケジュール送信）	手動送信		(b)
アラート送信	自動送信	夜間にアラート確認後	(c)
		アラート後，即時	(d)
患者手動送信	手動送信	必要時	(b)

①定期送信（スケジュール送信）
- Web 上でスケジュールされた日にデータが送信されるが，深夜に自動で送信される機種と，患者みずからが操作して送信する機種がある（図1a, b）．

②アラート送信
- 設定したアラートに合致したときにデータが送信されるが，毎日のアラートチェックの結果，アラートデータが送信される機種と，中継機器が交信範囲内にあれば即時に送られる機種に分かれる（図1c, d）．

③患者手動送信
- 患者自身で施設にデータを送る場合，中継機器のボタンを押して送信する．リーダー（Medtronic），ワンド（Boston Scientific），ヘッド（Sorin のペースメーカ，CRT-P）などの読み込み機器をデバイスに当てて送信するタイプもある．

④ 自動送信

- 自動送信は無線通信機能を搭載した植込みデバイスで可能である．自動送信には2つある．

　・定期送信（スケジュール送信）
　・アラート送信

C. 使い勝手独自分析

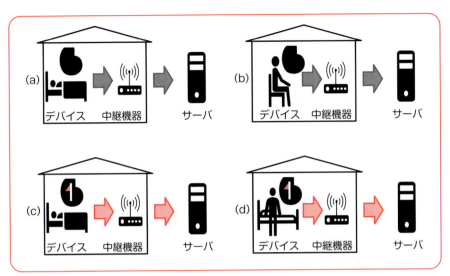

図1 中継機器を介したサーバへのデータ送信方法

- 今まで，Medtronicのペースメーカ，CRT-Pは無線通信機能を搭載しておらず，手動送信しかできなかったが，新機種AzureからBluetoothを用いた無線通信が可能となり，定期送信やアラート送信が自動で可能となった．
- Boston ScientificのS-ICDは無線対応だが，送信電波が弱く，通信距離が短いため，手動送信が必要なタイプである．
- BIOTRONIKとAbbottは，はじめから無線で運用されており，MedtronicとBoston Scientificが最新機種で追従する格好である．
- SorinのICD, CRT-Dは無線であるが，ペースメーカ，CRT-Pは有線であり，最後に残った有線システムとなる．

5 手動送信

- 手動送信は高齢者でも簡単に操作できるように，ボタンが1つで，押すのが1回のみとなっている．ボタンを押したら中継機器の近くにいるか，リーダー，ワンド，ヘッドなどの読み込み機器を使用してデータ送信を行う．
- 読み込み機器がないタイプでは，データを読み込むまで中継機器の近くにいなければならない．BIOTRONIKは唯一手動送信ができないメーカーである．

II. 各RMSの使い分けは？ ～RMS使い勝手徹底比較！～

- 手動送信には2つある.

　・定期送信（スケジュール送信）
　・患者手動送信（必要時）

①Medtronic
- アナログ電話回線用モニタは現機種である3G対応のマイケアリンクペイシェントモニタに交換されている.
- ペースメーカのAdvisaやAdaptaなどの従来機種は，ワイヤレス通信機能を搭載しておらず，データ送信には患者によるリーダーの操作が必要である.
- Azureから無線通信機能による自動定期送信やタイムリーなアラート送信が可能となった.
- 患者手動送信の場合は無線機能が搭載されているICD, CRT-DまたはAzureであっても，リーダーを使用して読み込まなければならない.

②BIOTRONIK
- BIOTRONIKは緊急時の手動送信ができない．あえてこの機能を捨てた潔さを感じる．毎日データがサーバに送られるので，翌日にはすべてのデータが閲覧できる.
- ICD, CRT-Dはアラートが生じた際に，中継機器が近くにあればデータがサーバに送られる.
- しかし，ペースメーカ，CRT-Pは即時のアラート送信ができない．また，今すぐデータを送りたいと思ったときに送れない唯一のシステムである.

③Abbott
- 手動送信の場合はスタートボタンを押して30cmに近づかなければいけない．他社に比べ，手動送信時の通信距離が短い.

④Boston Scientific
- 以前の機種（II章-B-4の図1(p.45)参照）は，ワンドを用いた手動読み込みによってデータを送信している．新機種のWaveコミュニケータは無線対応となった.
- 現在は無線非対応コミュニケータ（6420・6443）の生産は終了し，現行デバイスはすべて無線タイプの6290 Waveコミュニケータを使用している．手動送信の場合はハート型ボタンを押して，近くにいることを推奨している.

⑤Sorin
- Sorinのペースメーカ，CRT-Pは無線通信機能を持たず，ヘッドをデバイスに当ててデータ読み取りを行う.

6 交信時間

- デバイスと中継機器との交信は夜間就寝時に行うことになっている．多様な働き方により，夜勤がある場合は交信時間帯に自宅にいない方もいる．そのような場合，交信時間帯を任意に変更できる BIOTRONIK と Sorin が選択肢となるが，他社の場合，交信できなかった場合に，2 時間から 3 時間おきに，患者との交信を試みるため，不都合はあまり感じない．
- 交信時間を変更する場合，BIOTRONIK はデータ送信時間をプログラマーで設定しなければならない．
- Medtronic の場合，夜間の何時に交信するかは植込みデバイス機種毎に異なっている．

7 スタッフの視点

- すべてのシステムが 3G 回線対応になったことで，中継機器の操作説明時間は短縮された．固定電話通信の場合はアナログ回線，デジタル回線，ひかり電話回線，タイヤル式，プッシュ式など頭を悩ましていた．
- 現在は「リーダー」がある Medtronic，体重計と血圧計のオプションがある Boston Scientific，「ヘッド」がある Sorin のホットスポットモニターの説明に時間がかかることが多い．
- ペアリングの問題も大きい．Medtronic，Boston Scientific，Sorin は初回手動送信でペアリングされるが，院内在庫を置いて，植込み後にスタッフが院内で初回送信をすることでトラブルが少なくなった．
- Medtronic はリーダーを使うもののペアリングの時間は短かく，液晶画面に緑色のチェックマークが出るのでわかりやすい．
- Sorin は患者宅への訪問設置サービスがあり，固定電話回線であっても接続に関して医療者側が説明する必要はなかった．最近は 3G アダプターが使用できるようになり，固定電話の患者はほとんどいなくなった．
- BIOTRONIK はそもそもペアリングが必要ないため，この点において他社と大きく異なっている．
- Abbott は以前はペアリングに労力を要していたが，現在は Web にデバイスとトランスミッタ両方のシリアル番号を入力する方法に改善された．
- 院内でペアリングした場合は，退院後に自宅で早めにデータ送信を予定する．自宅の電波状況の把握や，患者自身もしくは家族による手動送信がうまくできたかどうかの判断になる．

Ⅱ．各 RMS の使い分けは？ 〜RMS 使い勝手徹底比較！〜

8 通信方式

- 固定電話回線が必要な中継機器を使用しているメーカーの最新機器は，アダプタを使用することで，すべて 3G 回線を使用できるようになったが，Medtronic と BIOTRONIK は固定電話回線を使用することができず 3G 回線のみである．
- 今後 3G の停波に伴い 4G や 5G を利用した中継機器に変わっていくと思うが，より大量のデータが送信できることから，システムそのものが大きく変わる可能性を秘めている．
- 現在，植込みデバイスに Bluetooth を搭載し始めており，今後は自分のスマートフォンを使用した RMS にシフトしていくことが予想される．

2. 患者管理とWebシステムの使いやすさ

- 患者管理をするうえで，Webシステムの使いやすさは重要である．プログラマーが各社で異なるのと同じように，Webシステムも各社で異なり，そのすべてを使いこなすことは容易でないが，いずれも直感的に操作できるようにできている．
- 共通点もあるが，それぞれ特徴があり，慣れが必要である．すでに使用している人でも一度すべてのタブ，項目をクリックしてどこにどんな情報や機能があるのかを確認しておいたほうがよい．

1 患者管理の流れ

ⓐ 説明と同意
- RMS導入の必要性，有用性については医師が説明する．
- 以前は固定電話の有無が問題となったが，現時点で，固定電話だけしか使えない機種はなくなった．
- 逆に3G回線のみで，固定電話を使えないのがMedtronicとBIOTRONIKである．住宅街に住んでいれば問題はないが，植込み前に，寝室で携帯電話が使用できているかどうかを確認したほうがよい．

ⓑ 患者登録
- 患者登録は臨床工学技士が行う．
- デバイスのシリアル番号は必須であり，それがなければペアリングできない．
- 必須項目以外にも必要情報は入力したほうが管理しやすい．
- 可能であれば患者コメントにRMS運用に有益な情報を入力する．
- 心房細動治療中，抗凝固療法中などの情報が，患者プロフィールからわかれば便利である．
- 患者登録をしたあとは医師と相談のうえ，アラート通知設定を編集し，送信スケジュールを入力する．

ⓒ 定期送信日設定（スケジューリング）
- Web上で定期送信日を決める．
- BIOTRONIKは毎日送信されるため送信日の設定は不要である．
- 送信間隔は医療者が任意に決められるため，特定の日を指定したり，毎月第2火曜日などの繰り返し自動設定をしたりできる．

II. 各 RMS の使い分けは？ ～RMS 使い勝手徹底比較！～

表1　目的別スケジューリング法

- 外来当日業務を極力減らしたい場合
  デバイス外来の前の週に送信を予定し外来日までにデータを確認
- スケジューリングを楽にしたい場合
  デバイス外来日に関係なく，毎月1回繰り返し送信

表2　上記を組み合わせたスケジューリングの一例

定期送信 (1回/月)		デバイス外来 (1回/6ヵ月)	
第1火曜日	A社B社	第1火曜日	E社た～わ
第2火曜日	C社D社	第2火曜日	A社B社
第3火曜日	E社あ～さ	第3火曜日	C社D社
第4火曜日	E社た～わ	第4火曜日	E社あ～さ

メーカー	患者数
A社	10人
B社	40人
C社	20人
D社	30人
E社	100人

- Medtronic は一度に6回までしか予定を入れられないが，入力を繰り返すことで最大6年先まで入力できる．それでも設定忘れが生じる可能性があるので，忘れないような工夫が必要である．
- 目的に応じた定期送信日の決め方があり，各施設の実情に合わせて決めることになる（表1）．
- 表1の2つを同時に満たすスケージューリングの一例を表2に示す．この例ではRMSを利用している患者を合計200人にしているが，患者数はメーカーによって違うため，大体4等分になるようにメーカーの組み合わせを選んでいる．
- デバイスクリニックは半年に1回予定してあるが，クリニックも遠隔に合わせてメーカー毎に固定する．そうすればデータ送信はちょうど前の週になる．このようにするとメーカー毎にスケジューリングができて楽になるし，対面診療によるデバイスチェックもメーカーが統一されて楽になる．施設毎にスケジューリングのしかたを工夫し，なるべく負担のない方法を探してほしい．

d 使い方の説明

- 臨床工学技士が中継機器の使用方法について説明するが，看護師が説明する施設もある．一般的に看護師のほうが医師や臨床工学技士よりも患者とのコミュニケーションが上手であり，臨床工学技士に仕事が集中してしまう事を避けるため，できれば看護師に参加してもらいたい．「I-3．RMSにはどんな職種がどうかかわる？」(p.12)に詳しい．

2 Web システムの基本的な違い

ⓐ 推奨される Web ブラウザ
- 各メーカーで推奨ブラウザがある（表3）．

表3　推奨されている Web ブラウザ

	Internet Explorer	Edge	Google Chrome	Firefox	Safari	その他
Medtronic	○					
BIOTRONIK	○	○	○	○	○	
Abbott	○		○			
Boston Scientific	○			○	○	
Sorin	○		○	○		

- オペレーティングシステム（OS）は Windows が基本となる．推奨されてはいないが Mac OS の Safari でもほぼ問題なく閲覧したり，PDF 化したりできる．
- Medtronic は Internet Explorer の使用を推奨し Safari はサポートしていない（Safari でも閲覧可能であるが，突然言語が変わったり，初期設定ではポップアップの PDF 閲覧ができなかったりする）．
- BIOTRONIK，Boston Scientific は Mac OS，iOS の Safari をサポートしている．Abbott と Sorin は Safari を推奨していないが，対応はしており，閲覧は問題なくできる．
- フォントは BIOTRONIK 以外ほぼ同じであり，文字の大きさは BIOTRONIK が一番小さく Boston Scientific の文字が一番大きくて見やすい．年配になると BIOTRONIK の文字サイズはツライかもしれない．
- OS もブラウザも最新バージョンを用いるべきであるが，RMS が対応していないこともあるため，バージョン変更の際には確認が必要である．
- ちなみに Sorin だけがユーザー ID をユーザー名と呼び，Abbott だけがログイン/ログアウトといわずにサインイン/サインアウトと呼んでいる．

ⓑ トップページ（ホームページ）
- ログインしたあと，システムの顔であるトップページ（ホームページ）が現れる（図1）．
- Medtronic，Sorin，BIOTRONIK では「ホーム」と呼び，そこから様々なページへアクセス可能である．
- Abbott と Boston Scientific は患者リストがトップページとなっている．
- Abbott も Boston Scientific も Web サイトの階層構造をフラットにして，少ないクリック回数でアクセスできるように工夫している．医療スタッフが見た

II. 各 RMS の使い分けは？ ～RMS 使い勝手徹底比較！～

(1) Medtronic

| ホーム | 送信データ | 患者管理 | 病院管理 |

- 送信データ表示（グループ別）
- 患者情報表示

(2) Sorin

| ホーム | ICD/CRTDの送信 | PMの送信 | 患者 | 医療機関 | レポート | マイプロフィール |

- 送信（グループ別）
- 患者
- 医療機関

(3) BIOTRONIK

- 患者データの管理
- システムの管理
- その他
- ホーム

現在の状況
- 早期検出関連
- フォローアップサポート関連
- データ受信管理関連

(4) Abbott

| 最新の送信 | 患者一覧 | ツール | 施設管理 |

- 送信リスト表示
- クイックリンク（グループ別）

(5) Boston Scientific

| 患者リストを表示 | 患者を検索 | 設定管理/登録 |

- グループ別
- 送信リスト表示

図1 トップページの構成（システムの顔）

いのはアラートや送信リストであり，そのリストをあえてトップページにしたのには勇気を感じる．
- 階層が多少深くなっても，グループ化，サブグループ化して，ユーザーが今どこにいるのかをわかりやすくしたのが Medtronic，Sorin，BIOTRONIK である．

C. 使い勝手独自分析

- 好き嫌いはあると思うが，どちらがよいかは正解がないし，この程度の階層であれば，どちらも使いにくいと思ったことはない．
- なお，MedtronicとAbbottはホームページを細かくカスタマイズできる．送信データ表示と患者情報表示で表示できる項目を病院レベルで設定できるため，病院の実情にあった「ホーム」をつくることが可能である．

③ データ確認と解析

ⓐ データ閲覧

- リストのなかから，送信データを開いて閲覧したいときは，送信（受信）日時をクリックしたり，患者名や患者IDをクリックしたりする（表4）．
- クリックする場所が違うのは，閲覧する際にエピソードを重視するか患者を重視するかの違いである．開いたときのページは送信内容が要約されたページになる．ここに知りたい情報が詰まっており，更にタブを開いて詳細ページにアクセスする．

表4 送信データ閲覧のステップ

	クリックするところ	送信データ開封時のページ	詳細閲覧方法
Medtronic	送信日時	Quick Look Ⅱ	エピソードタブから
BIOTRONIK	患者ID	ステータス/概要タブ	タブを開く
Abbott	送信日時	Fastpathサマリー（PDF）	サイドバーから
Boston Scientific	患者名	概要（サマリーページ）（選択可能）	イベントタブから
Sorin	受信日時	新規送信（PDF）	心電図PDFタブから

ⓑ 解析と患者対応

①Medtronic
- 「送信データ」ページの患者一覧にはすべてのアクティブ送信データが表示される．
- ICD，ペースメーカ，ICMの種類毎に，レポート印刷する患者送信データを選択できる．また，送信データリストから複数のレポートをプリントリストに送信し，まとめて印刷できる．
- 印刷する患者毎に別々のPDFを作成したり，複数の患者のレポートを1つのPDFで作成したり，応用がきくので使いやすい．
- 患者コメントや追記メモを使い，レポート作成時に印刷できるのがよい．

Ⅱ. 各RMSの使い分けは？〜RMS使い勝手徹底比較！〜

②BIOTRONIK
- データ確認必要患者を「早期検出関連」「フォローアップサポート関連」「データ受信管理関連」に分けている．
- クイックビューを表示すると，フォローアップに関する基本情報がA4サイズに集約され閲覧できる．
- 患者一覧からPDFを一括作成し，ホーム画面からZipファイルでダウンロード可能である．患者毎にファイルが別れており電子カルテに取り込みやすい．

③Abbott
- 送信患者をまとめて表示する際には，表示する送信をチェックし，印刷をクリックすることでPDF化できる．
- 電子カルテに入れる際は，患者毎に分けなければいけない．

④Boston Scientific
- レポートは項目を選択してPDFで抽出するが，フォローアップ複合レポートが最も多くの情報を掲載しているので活用している．
- レポートは要確認リストから最大10人一括で作成できるが，電子カルテに入れる際は，患者毎に分けなければいけない．

⑤Sorin
- 送信レポートはPDF形式で表示される．確認したいレポートをWebサイトで閲覧したのち，印刷，保存，外部出力が可能である．
- レポートサマリーは，重要項目を優先的に表示されたレイアウトでわかりやすい．ICD, CRT-Dは5枚，ペースメーカ，CRT-Pは2枚のレポートにまとめられているので，データ管理は非常にしやすい．

❸ カルテへのデータ取り込みと電子カルテへの記載
- セキュリティーの問題から電子カルテはインターネットに接続できないため，送信データをPDF化して電子カルテに取り込まなければいけない．
- カルテには定期送信の間隔でその結果と対応を記載することが望ましい．対応が必要なイベントがなくても，その旨を記載する．患者数が多いと医師の負担になるため，できるところは医療クラークに依頼して記載してもらうのがよい．
- 電子カルテにはフォルダ機能がついており，患者をグループ毎に登録できる．定期送信日毎に患者一覧をつくると，そこからすぐにカルテを開くことができる（図2）．

C. 使い勝手独自分析

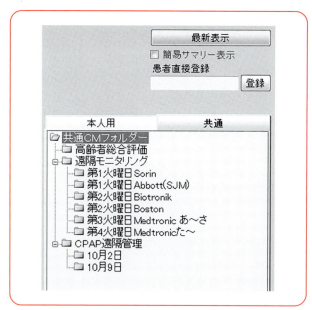

図2　電子カルテにおけるRMS患者のフォルダ管理例

ⓓ 閲覧リストの整理

- メールアプリの inbox に数多くのメールがあると，新しいメールの確認や重要メールの確認がしづらくなる．別のフォルダに入れたり削除したりして整理するのがメールの基本である．
- RMS の新規送信データリストも同じである．新規送信リストから削除する方法はメーカー毎に違うが，それほど難しくはない．新規送信データリストは，できる限り空にしておくように，閲覧，解析，対応が完了したらリストの整理を忘れないようにしたい．リストから削除しても各患者の情報からアクセスできる．

Ⅱ. 各RMSの使い分けは？ 〜RMS使い勝手徹底比較！〜

3. アラート機能の違い

- 毎日Webサイトを開いて送信データをチェックできないことがある．効率よくデータ管理を行うには充実したアラート機能が必要となる．

1 アラートが発生してからサーバに届くまで

- 緊急時に自動でアラート送信する機能は，無線タイプの中継機器にしかできない，ということが大前提である．

ⓐ ICD, CRT-D

- Medtronic, BIOTRONIKはアラートが発生した場合，即時にアラートが送られる．しかし中継機器が交信範囲内になければ送信されない（図1a）．
- Medtronicは3時間毎，72時間経過するまで交信を試みる．
- BIOTRONIKは76分毎に中継機器に交信を試みる．最新機種（Itrevia）以降では，アラート発生後から1時間毎に3回，計4回まで交信を試みるように変わった．
- BIOTORONIKは中継機器を携帯できるので外出先でもアラート通知が可能な唯一のRMSである（図1b）．
- Abbott, Boston Scientific, Sorinは毎日行われるアラート確認でアラートがあれば送信される．
- Abbottは最大24時間の遅れが生じるとよく紙面上で叩かれるが，後述する患者通知機能で補っている．

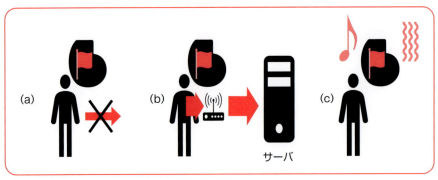

図1　外出先でアラートが生じた場合

- Boston Scientific の有線タイプ中継機器は自動アラート送信ができない（アラートチェックには，ワンドを当てる必要がある）．

ⓑ ペースメーカ，CRT-P
- 非常に複雑なため（表1）にまとめた．
- 最新の無線通信機能を持った植込みデバイスであっても，アラートが即時に送られるわけではなく，毎日のアラート確認で異常があれば送られるのが基本である．

表1　ペースメーカ，CRT-P のアラート送信

Medtronic	今まではスケジュール送信のみだったが，Azure からは可能*
BIOTRONIK	アラート送信はないが，毎日夜間にデータ送信
Abbott	毎日1回のアラート確認後，アラートがあれば送信
Boston Scientific	無線：毎日1回のアラート確認後，アラートがあれば送信 有線：スケジュール送信のみ
Sorin	有線のためスケジュール送信のみ

＊：Azure では，アラートイベント発生後，3分に1回の頻度で，モニタへの接続を無限にプログラマを当てるまで繰り返す．

ⓒ 患者通知機能
- Medtronic と Abbott には，イベントが発生した際に患者自身にアラートを通知する機能がある．他のメーカーにはこの患者通知機能がない．患者通知機能はプログラマーで設定する．

①Medtronic
- ICD, CRT-D はデバイスから音が鳴る（図1c）．ペースメーカ，CRT-P にはこの機能がない．
- MRI 対応機種でも，撮像有無・回数にかかわらず，ICD, CRT-D のアラート音は活用可能．

②Abbott
- ICD, CRT-D はデバイスが振動する（図1c）．
- ペースメーカで旧機種の ACCENT はアラート音が鳴るが，MRI 対応機種は一度でも MR 撮像設定にするとプログラマー上でも音を On にできなくなる．
- 最近の機種ではアラート音は搭載されていない．

II. 各 RMS の使い分けは？ 〜RMS 使い勝手徹底比較！〜

2 アラート通知メール (表2)

- アラートがサーバに送られると，医療者側に通知が届く．
- 通知はいつ，誰に送るかを設定しなければいけない．
- アラートが発生した場合，なるべく早く対応したいが，RMS は緊急システムではない．頭ではわかっているが，何かすっきりしないこの問題を解決するには，施設毎に取り決めをするしかない．
- 通知メールの受け取りは BIOTRONIK 以外，平日勤務時間と夜間休日に分けて設定することができる．平日勤務時間内だけ通知する場合は，平日朝か夕に担当がメールを確認すればよい．
- アラートメールの本文には以下の内容が記載されている (Abbott は患者名や ID を表示しないオプションもあるため，個人情報が心配であれば便利である)．

  ・患者 ID
  ・患者名（BIOTRONIK はメールに患者名は出ない）
  ・アラートの種類
  ・Web サイトのリンク（Web サイトのリンクをクリックするとログイン画面にアクセス可能である）

- アラートにはレッドアラート，イエローアラートがあるが，それぞれ緊急，準緊急というわけではない．イエローアラートでも緊急対応が必要な場合も

表2 アラート通知メールの設定

① Medtronic	・診察時間を設定し，診察時間中と診察時間外および休日の通知方法を別々に設定する． ・診察時間は曜日ごとに時間を設定でき，診察時間外および休日のお知らせメールはレッドアラートごと，イエローアラートごとに設定できる．
② BIOTRONIK	・患者グループごとにお知らせ送信するファインディングの種類（レッドのみ，レッドとイエロー）とお知らせ送信先をそれぞれ設定することができる．なお，送信時間は設定できない．
③ Abbott	・診療時間を曜日ごとに設定し，休日も設定できる． ・レッドアラート，イエローアラートそれぞれに診察時間内と診療時間外で通信先を設定できる．
④ Boston Scientific	・アラート通知はレッド，イエローを選択する．通知時間は勤務時間内と 24 時間のどちらかを選べるが，細かい設定はできない．
⑤ Sorin	・アラート送信は病院設定としてレッドアラート，イエローアラート，PIT（患者起動送信）ごとに設定を行う． ・毎日 AM0〜5 時に行われる交信時間でのアラート確認後，AM7 時（初期設定）に一斉送信となる．1:00 に交信が終わったあと，1:10 にレッドアラート該当イベントがあっても翌日の 7 時に送信されることになる． ・個々の患者に関しては病院の設定を利用するか，もしくは通知しないかのどちらかしか選べない．

あり，レッドアラートであっても後日の対応で十分なこともある．色だけに頼って緊急度を決めるのはよくない．

❸ アラートの設定

- 患者毎に，アラートの設定が細かくできたほうがよい．
- レッドアラートとイエローアラートを変更できるのは Medtronic，BIOTRONIK，Abbott であり，変更できないのが Boston Scientific と Sorin である．

ⓐ 各社の特徴 (表3)

表3　アラートの設定

① Medtronic	・クリニカルアラート，リードデバイスアラート，設定不可アラートに分かれる． ・各アラートはレッド，イエロー，Web オンリーを選択できる． ・レッドアラート，イエローアラートごとに通知の設定可能．
② BIOTRONIK	・レッド，イエロー，off の選択ができるが，同じイエローでもメールをする/しないが選択できるため患者の状態によって非常に役立つ．
③ Abbott	・レッド，イエロー，off の選択が可能．
④ Boston Scientific	・固定のレッドアラート通知を無効にすることはできない．イエローアラートは任意設定で on/off 可能．
⑤ Sorin	・各種アラート設定は，on/off は Web サイトで，アラートの閾値はプログラマ上で行う． ・アラート設定は ICD，CRT-D のみで，ペースメーカ，CRT-P は無線対応ではないためアラート機能がない．フォローアップフルデータをみるためにプログラマを使用するところが気になる．

ⓑ アラート時の EGM (表4)

- 不整脈アラート，リードアラート時に EGM を確認することは大切であり，アラートのみを鵜呑みにしてはいけない．

ⓒ デバイスアラート

- バッテリー・リードなどのデバイス異常は無症状のことが多く，アラート機能により早期発見，早期対処が可能である．
- とくにリード不全は予想できないことが多く，遠隔モニタリングをしていてよかったと実感することがある．
- システムアラートやリードトラブルはレッドアラートに設定され変更できないことが多い．リード不全は不適切作動の原因となるため，早期対応することで余計な作動を回避することができる[1]．

Ⅱ．各 RMS の使い分けは？ ～RMS 使い勝手徹底比較！～

表4　アラート時の EGM

① Medtronic	・アラート時の EGM は閲覧できるが，同一種類のアラートが複数あった場合は注意が必要である．同一エピソードについてはプログラマを当てるまでアラートフラグがリセットされない．1 回目のアラート送信が 72 時間については 3 時間ごと，その後 48 時間については 6 時間ごとの Retry にもかかわらずうまくいかなかった場合，2 回目の同一イベントがあっても送信がされないので，EGM が見れないことがある．
② BIOTRONIK	・即時送信されたアラートはすべて閲覧可能である．即時送信できなかった場合でも中継器と交信できたときにアラートが送られるが，その間に複数の不整脈イベントがあると新規 1 件の EGM しか送れない．Ilivia/Inlexa 以降の機種では最大 4 件の送信が可能となった．治療前後の EGM しか閲覧できない． ・ペースメーカ，CRT-P では Evia まではエピソード送信機能はなかったが，Etrinsa 以降から EGM の閲覧はできるようになった．心房/心室ハイレートで最大 5 件，リード不全（異常抵抗値）は無制限に最大 10 秒の EGM が閲覧できる．
③ Abbott	・Tachy も brady もデバイス本体の設定に準じて，対面診療でのチェックと同様に EGM を閲覧できる．
④ Boston Scientific	・デバイスに保存されている EGM は定期・アラート・患者手動送信のいずれの場合もサーバに送信され，Web 上で確認できる． ・送信時の EGM も含まれるが，ワンド使用のコミュニケータではイエローアラート時の送信時 EGM だけはみることができない．
⑤ Sorin	・アラート時の EGM はすべて送信されるが，すべての EGM を閲覧するためにはソースファイルフォーマットでダウンロードし，USB に落としてプログラマーで IDF ファイルを確認する必要があり多少手間がかかる． ・Web 上では 1 つのエピソードで 2 回の治療を閲覧できる．ショック治療を優先して閲覧できるが，ATP だけの場合は最後の 2 回の治療が閲覧できる．複数のショック治療があれば，最初と最後のショック治療が選択される． ・また Web，ソースファイルともに，AT/AF イベントよりも VT/VF イベントを優先するため心房細動イベントが残らない可能性もある． ・ペースメーカ，CRT-P はアラート機能がないため，心室性不整脈や心房細動があっても Web 上では確認できないが，PDF ファイルではすべて確認可能である．

ⓓ 不整脈アラート（心室頻拍，心室細動）

- 心室細動や心室頻拍はいうまでもなく緊急対応が必要であり，アラート機能が十分に発揮されなければいけない．
- 各システムによる違いがある（表5）．
- Boston Scientific と Sorin は不整脈イベントがイエローアラートであることに注意が必要である．Medtronic，BIOTRONIK，Abbott はレッドとイエローを選択できる．
- Medtronic は抗頻拍ペーシングによる治療をアラートに設定できないため，アラート通知がこないことは覚えておいたほうがよい．

表5 心室頻拍・心室細動とICD治療に対するアラート

	Medtronic	BIOTRONIK	Abbott	Boston Scientific	Sorin
VT/VF episode		○	○	Y	
NSVT			○	Y	
ショック治療	○	○	○	Y	Y
ATP（抗頻拍ペーシング）		○	○	Y	Y※
頻拍加速		○	○	Y	
最大Jでのショック不成功		○			R
ショック不成功		○	○		Y
すべての治療	○		○		

○：レッド，イエローを選択できる
R：レッドアラート
Y：イエローアラート
※：PLATINIUMから可能となった

表6 心房性不整脈に対するアラート

	Medtronic	BIOTRONIK	Abbott	Boston Scientific	Sorin
AT/AF 持続時間	○	○	○		Y
AT/AF 負荷（burden）		Y	○	Y	Y
AT/AF 中の平均心室レート	○	○	○		Y

○：レッド，イエローを選択できる
Y：イエローアラート

ⓔ 不整脈アラート（心房細動）

- 無症候性心房細動の早期発見に遠隔モニタリングがはたす役割は大きい[2]．心房細動イベントや，持続時間，累積時間などがレポートされアラート対応も可能である（表6）．
- 心房細動は発作性・持続性・永続性によって治療方法が異なるためアラートで送られた心房細動に対し，すぐに対応すべきかどうか迷うことが多く，スタッフも心房細動アラートの対応に苦慮している．
- 抗凝固を開始している患者のアラートはoffにしてもよいが，ICD不適切作動の主な原因が頻脈性心房細動であり[3]，心房細動中の心室レートアラートはonにしたほうがよい．Boston Scientific以外はアラート設定可能である．

ⓕ 心不全アラート（p.69「COLUMN」参照）

- 最近のデバイスは生体情報を加味した心不全管理が可能となった．心不全患者は増加の一途で，デバイス植込み患者も例外ではない．
- RMSは心不全を早期にとらえ，早期介入することで，心不全入院の回避や入院期間の短縮，生命予後の改善が可能となった[4]．

Ⅱ．各 RMS の使い分けは？ 〜RMS 使い勝手徹底比較！〜

- 来院を勧めたり，薬物療法の変更や追加をしたり，軽症のうちに入院したり，なんらかのアクションが必要になる場合もある．

文献

1) Spencker S et al. Potential role of home monitoring to reduce inappropriate shocks in implantable cardioverter-defibrillator patients due to lead failure. Europace **11**: 483-488, 2009
2) Crossley GH et al. The CONNECT (Clinical Evaluation of Remote Notification to Reduce Time to Clinical Decision) trial: the value of wireless remote monitoring with automatic clinician alerts. J Am Coll Cardiol **57**: 1181-1189, 2011
3) Daubert JP et al. Inappropriate implantable cardioverter-defibrillator shocks in MADIT II: frequency, mechanisms, predictors, and survival impact. J Am Coll Cardiol **51**: 1357-1365, 2008
4) Hindricks G et al. Implant-based multiparameter telemonitoring of patients with heart failure (IN-TIME): a randomised controlled trial. Lancet **384**: 583-590, 2014

COLUMN

胸郭インピーダンス低下と生体情報による心不全の早期発見

- 水は電気を通しやすい．つまり抵抗（インピーダンス）は下がる．
- 「心不全により肺うっ血をきたすと胸郭インピーダンスは低下する」ことの理解は容易である．これを利用して心不全の状態を把握しようと，多くのデバイスに胸郭インピーダンスを測定する機能が搭載されている．
- 残念ながら胸郭インピーダンス低下は様々な要因で起こるため，必ずしも心不全というわけではない．そのため HRS expert consensus では胸郭インピーダンスアラートを活用した心不全管理を積極的に勧めているわけではない[1]．
- 心拍数，心拍変動，呼吸数，活動性低下などの心不全に関連した生体情報も合わせて複合的に判断したほうがよい．
- 心房細動はそれ自体が心不全増悪因子であるとともに，CRT 患者では両室ペーシング率低下によって CRT の効果がなくなり，心不全を引き起こす場合もある．
- これらと胸郭インピーダンスが心不全を事前に予測するための指標として，アラートに組み込まれている（表1）．心不全アラートはメーカーにより多少の違いはあるが，特徴的なのは Boston Scientific の体重アラートである．なお，アラートが送信されなくとも心不全に関連した情報はすべてのメーカーで有しており，定期送信されれば Web 上でデータの閲覧が可能である．

表1 心不全に関するアラート

	Medtronic	BIOTRONIK	Abbott	Boston Scientific	Sorin
右室ペーシング率↑	○	Y	○	Y	
両室ペーシング率↓	○	Y	○	Y	Y
胸郭インピーダンス↓	○		○		
体重↑				○	
PVC，平均心室レートなど		Y			

○：レッド，イエローを選択できる
Y：イエローアラート

[Boston Scientific]
- オプションの体重計・血圧計があり，測定されたデータはコミュニケータに転送される．アラートがなくても定期的にコミュニケーターがサーバに

Ⅱ．各 RMS の使い分けは？ 〜RMS 使い勝手徹底比較！〜

データを送信する．
- 旧コミュニケーターは受信した測定値を毎日転送していたが，Wave コミュニケーターの場合は，週 1 回の体重，血圧データ送信があり，概要タブの日常測定データが更新される．
- 通常は週 1 回の情報読み込みがあるが，その間にアラートやスケジュール送信があれば，一緒に転送される．
- Web サイトに表示される測定値は 1 日 1 回で，その日の最初の測定から 20 分以内に測定された最後の測定値であり，血圧を連続 3 回測定した場合は最後の血圧値が送られる．
- 体重アラートは患者毎にカスタマイズすることが可能となった．ポンド計算なので 2kg などの整数は選べない．5 ポンドが約 2.27kg になる．

文献
1) Slotwiner D et al. HRS Expert Consensus Statement on remote interrogation and monitoring for cardiovascular implantable electronic devices. Heart Rhythm 12: e69-e100, 2015

4. パスワード管理とセキュリティー

- デバイスのデータやその他の情報は，セキュリティーサーバに安全性を確保され保存されている．RMS で Web サイトにアクセスする医療スタッフは，セキュリティーについて最低限の知識を持っていなければならない．
- 内閣府サイバーセキュリティーセンター（NISC）は，情報セキュリティーハンドブックを公開している[1]．それをもとに遠隔モニタリングのセキュリティーについて考えてみる．

1 システムを最新に保ち，セキュリティーソフトを入れて防ぐ

- 現在の RMS は，PC やモバイル端末の Web サイトで，ユーザー ID とパスワードを入力して送信データを閲覧する．院内の固定 PC を利用している施設もあれば，個人の PC，スマートフォンやタブレットを利用しているスタッフもいる．
- 機器本体に搭載されているファームウェアのアップデートだけでなく，OS のバージョンアップやアップデートは必須となる．院内 PC の場合，許可なく変更できない場合もあるため，情報端末管理者と相談することになる．
- 総合セキュリティソフトを導入し，セキュリティ情報をアップデートしていくことも大切である．
- スマートフォンやタブレットも同様に各種のアップデートが必要となる．

2 複雑なパスワードと多要素認証で侵入されにくくする

- パスワードを管理者に伝えてアクセスできるようになったら，すぐに自分自身でパスワードを変更する．
- 各メーカー毎に複雑なパスワードを設定するが，そのパスワードは他の Web サイトで使用してはいけない．使い回しをして 1 箇所から漏れれば，すべてログイン可能となってしまう．また，違うパスワードでも，パスワードの最後に数字や規則性のある文字をつけただけでは，パスワードが漏れたときに推測されてしまう．NISC ではパスワードに関して，英大文字・小文字＋数字＋記号混じりで 10 桁以上を安全圏として推奨している．
- 各システムのパスワード設定に決まりがある（表 1）．Abbott，Sorin は定期的にパスワードを変更しなければならず，パスワードを忘れてしまうリスクが高い．Medtronic はパスワード変更は不要だが，各施設の要望に応じて 60 日毎にパスワードを変更する設定にもできる．Boston Scientifc も定期的にパスワード

を変更するか，無制限にパスワードを使用するかを施設毎に選択できる．
- 二段階認証や多要素認証の活用が推奨されている．一般的には通常のパスワードのほかに，そのときに一度きり使用する使い捨てパスワードを，登録したアドレスに送信する方法などがある．
- BIOTRONIK は二段階認証の設定が可能であるが，RMS には向かないため設定しないことがほとんどである．最新のスマートフォンには顔認証や指紋認証などの生体認証機能がついている．暗証番号（PIN コード）の盗難に強い機能であるため，スマートフォンやタブレットで閲覧する人は生体認証が利用できる機種を勧める．

③ 侵入に手間がかかるようにする

- 今まで述べたように，システムを最新の状態に保ち，セキュリティーソフトを導入し，複雑なパスワードや多要素認証にして侵入に手間がかかるようにすることが大切である．
- BIOTRONIK は入力項目がユーザー ID，パスワード，ユーザーグループの 3 つを入力する必要がある．Sorin は言語を選ばなければならない．手間がかかるが，セキュリティー度はアップする．
- アプリを使用する場合に，セキュリティーホールが見つかることがあるため，Web ブラウザで使用したほうがよい．
- Medtronic は iOS の閲覧アプリがあるが，メーカーが推奨しているわけでなく，セキュリティーの面から使用は避けたほうがよい．Abbott のモバイル版アプリは Web ベースであり，Medtronic よりは安全と思われる．

④ 心のスキを作らないようにする

- 使い回しせず，複雑なパスワードを設定しても，パスワードの管理を適切にしなければ別の方法で盗まれてしまう．付箋やメモにパスワードを書いて PC のディスプレイや机の引き出しにしまっておくのはもってのほかである．PC 内の文書ファイルにまとめておくのはマルウェアに感染したときに流出する可能性がある．
- 最近は Web ブラウザに覚えさせるオートコンプリート機能があり便利であるが，席を離れたスキに他人に使用されることもある．ログアウトせずに席を離れたり，別の仕事をしてそのままにしておくと，20〜30 分で自動ログアウトする機能は各メーカーに共通である．しかしログアウトしても，オートコンプリート機能を使えば，誰でもログインできる．

表1 パスワードの設定とセキュリティー

	4文字種 大文字 小文字 数字 特殊文字	文字数	二段階認証	定期的変更	直近PW不可	複数回ログイン失敗でロック	自動ログアウト
Medtronic	大文字小文字を区別 数字を含む	7〜12		選択 ・なし ・60日毎	1回	3回	30分
BIOTRONIK	4種類以上	6〜20	可能	なし	1回	5回	30分
Abbott	3種以上	8〜20		90日毎	10回	6回	30分
Boston Scientific	文字と数字 or 特殊文字を1つ以上	8〜32		選択 ・なし ・180日毎	3回	6回	30分
Sorin	4種	7〜20		60日毎	3回	3回	20分

- 5社すべてのパスワードを覚え，記憶力だけでパスワードの変更にも対応することは困難である．もし覚えているとすれば，そのパスワードは複雑なパスワードではない．ではどのようにしたらよいのか．紙に書いて保存する場合は鍵をかけるなど慎重に保管しなければいけない．しかし頻回にログインする場合は，その都度鍵をあけてパスワードを入力することは現実的でない．
- NISCではスマートフォンなどのパスワード管理アプリで管理することを勧めている．PINコードや指紋認証を使用し，かつ暗号化されているため安全である．
- 将来，RMS共通のWebサイトをつくり，ひとつのID・パスワードで，すべてのWebシステムにログインできるようになることを期待している．

5 秘密の質問には，まじめに答えない

- パスワードを忘れてしまいアラートが来ているのにアクセスできない場合は，すぐにパスワードの再設定が必要である．
- AbbottとBIOTRONIK以外は本人確認のために「秘密の質問」という機能がある．自分しか知らない質問と答えを登録しておき，合言葉的に答えるものである．これには，まじめに答えてはいけないらしい．「生まれた市」，「母親の旧姓」，「ペットの名前」などは個人情報から見つけられることがある．あえてまったく関係ない答えを選び，個人情報から推測できないようにしたほうがよい．もしくは自分以外誰も知らない質問と答えを考える．

文献
1) 内閣府サイバーセキュリティーセンター：情報セキュリティーハンドブック　Ver3, 2017

Ⅱ. 各RMSの使い分けは？ ～RMS使い勝手徹底比較！～

5．総合評価と感想

- 日本で2007年にMedtronicケアリンクが薬事承認され，パイロットスタディーが行われた．その結果を受けて2009年から各施設で遠隔モニタリングが開始され，2013年にはすべてのメーカーで遠隔モニタリングが使用できるようになった．
- ケアリンクが先行して導入されたため，最も多くの患者に使用されたが，中継機器のサイズ，無線通信，3G回線など使いやすさの面では海外で歴史のあったBIOTRONIKが優位に立ち，この分野を牽引してきた．
- BIOTRONIKは遠隔モニタリングを最も早く手がけており，そのシステムには目を見張るものがある．他のメーカーとは概念がまったく異なり，比較する際には別物と考えたほうがよいかもしれない．まず，毎日データ送信されるため，スケジュール設定という考えそのものがない．また，交信時間の変更も可能で，アラートの変更も細かくできる．ただし医療スタッフの視点で考えると，Webサイトに関しては他のメーカーのほうが工夫されており，見やすく，使いやすい．
- RMSは2013年からの5年間で当時みられたメーカー間の差が一気に縮まった．最新機器がすべて3G回線対応となったのは喜ばしい．2018年になりBluetoothで無線通信する植込みデバイスが使用可能となった．今後はスマートフォンの活用が鍵になってくる．遠い未来のRMSは，思ったより早く実現されるかもしれない．5年後，10年後が楽しみである．

Ⅲ

こんな事例は一体どうする？
〜症例から学ぶ RMS 管理の極意〜

Ⅲ．こんな事例は一体どうする？ 〜症例から学ぶ RMS 管理の極意〜

 悩ましい！
ショック作動や ATP 作動が起きたら……

▶ 症例 1：56 歳男性

- 虚血性心筋症で持続性心室頻拍に対して 4 年前に CRT-D 植込みがされている．植込み後現在までに 4 回適切ショック作動の既往がある．
- 今回遠隔モニタリングにてショック作動（図 1）の報告があった．

基本情報	
エピソード番号	103
エピソード種類	VF
検出	2018/07/16 5:33:22
停止	2018/07/16 5:33:42
持続時間	20秒
プログラム番号	66
検出	
初期検出時の平均 PP 間隔[ms]	…
初期検出時の平均 RR 間隔[ms]	311
オンセット[%]	51（オンセット基準を満足）
スタビリティー[%]	12
再検出	…

治療	
VT/VF ゾーンでの ATP 回数	0
ATP ワンショットの実行	無
ショック治療送出回数	1
ショック治療中断回数	0
最大エネルギー[J]	40
停止	
停止時の平均 PP 間隔[ms]	…
停止時の平均 RR 間隔[ms]	913
備考	
特になし	

頻拍治療設定						
	インターバル	1回目のATP	2回目のATP	1回目ショック	2回目ショック	3回目以降ショック
VT1	550ms	OFF	OFF	OFF	…	…
VT2	400ms	Burst×4回	OFF	40J	40J	40J×6回
VF	330ms	OFF		40J	40J	40J×6回

図 1 症例 1 の検出エピソード情報と頻拍治療設定

上段を見ると初期検出時の RR 間隔は 311ms でショック治療が 1 回行われている．下段の現在の設定では 311ms は VF zone で検出されるため ATP は行われず，ショック治療が行われるように設定されている．

A. 悩ましい！ ショック作動や ATP 作動が起きたら……

- 遠隔モニタリングを管理するスタッフが最も気にするところは ICD, CRT-D における心室性不整脈に対するショック治療あるいは抗頻拍ペーシング（ATP）が行われたときの対処法ではないだろうか？
- 医師が見た場合は本人が判断すればよいのであるが，医師以外のスタッフが見た場合，特に ATP のみで治療が成功した場合は悩まれるであろう．
- 原則的にはそれが不適切作動であろうとも医師に連絡すべきであると考える．例外はその患者がすでに ATP の適切作動を数回経験していて，更に頻回に作動していなければ次回の外来受診まで待つことも可能かもしれない．

ⓐ 個人的な考えは…

- 最初のショック作動のときは必ず本人に連絡するとよい．たとえそれが適切作動で頻拍が停止しているとしても意識下で本人の不快感が強いようならそれを和らげる方法がないか模索する必要があるからである．
- また患者は自分からは病院に緊急受診することをためらう傾向がある．今までにも本人に連絡したところ，病院受診をするかどうか悩んでいて，病院から連絡されたことに非常に安心したと言われたことが多数ある．
- もちろん不適切作動と思われる場合はできるだけ早く対処が必要であり，原則的に患者に連絡する必要がある．

ⓑ ショック作動報告後の対応フォロー例

- ショック作動が報告された場合の基本方針を図2に示す．
- やはりショック作動は可能な限り減らす努力が必要で，たとえ適切ショック作動であっても次のショック作動を回避できるか検討する必要がある．
- 不適切ショック作動であればこれは原因を検索し可及的速やかに対処しなければならない．
- 本例のように初回ではない適切ショックの場合はどうであろうか．（一例として）通常の ICD, CRT-D 患者に対してショック作動を自覚してもその後胸痛，息切れなどの症状がなくて安定している場合はあえて緊急受診する必要はないと説明している．
- もちろんストームのように1日に3回以上ショック作動がある場合は緊急受診が必要で，その場合は入院するつもりで来院するように指導している．反対に Brugada 症候群のように心機能が正常で以前にもショック作動があるような症例にはあえて連絡しないこともある．

ⓒ 本例ではどう対応した？

- 提示した症例では VF zone で検出された頻拍に対して確かにショック作動がさ

Ⅲ．こんな事例は一体どうする？ ～症例から学ぶRMS管理の極意～

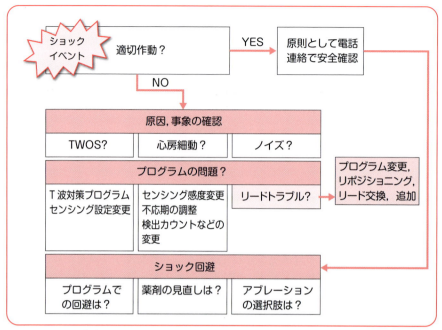

図2　ショック作動が報告された場合の対応例
　内容は本文参照．TWOS：T-wave oversensing（T波のオーバーセンシング）

れているが，頻拍周期は311 msで心室細動（VF）にしては遅い．またその心内心電図（IEGM）（図3）をみるとほぼ規則正しく，一見するとVFというよりは心室頻拍（VT）かのように見える．

- もしもVTであればATPが有効な可能性があり，プログラムも可能である．よって初回ではないショック作動であったが，本人に連絡をとった．すると本人はまったくショック作動を覚えていないという．これは少なくとも血行動態が破綻した心室性不整脈であることが予想され，VFのアンダーセンシングの可能性もある．
- 図の矢印のようにアンダーセンシングをしている部分が確認できる．よってこの症例は緊急外来受診を促し原因検索とプログラムの変更を行った．

d チェックリスト

- 図4に遠隔モニタリングで頻脈エピソードが報告された場合のチェックリストと，患者に連絡する場合の質問事項の例を示す．このチェックリストはカルテを見ないでもできる項目にしている．

A. 悩ましい！　ショック作動やATP作動が起きたら……

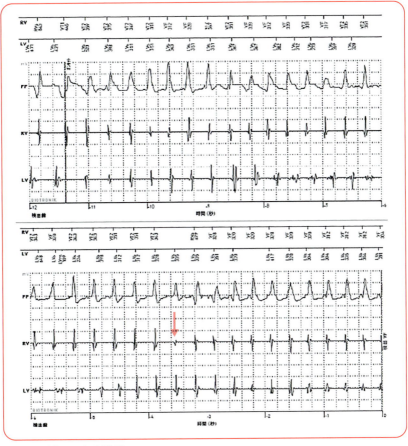

図3　症例1の心内波形
　一見すると規則正しい頻拍のように見えるが，矢印のごとくアンダーセンシングもあり，Far field電位も心室細動を示唆するように不規則である．
　FF：Far field電位，RV：右室心内電位，LV：左室心内電位

- まず大切なのは頻拍の検出レートとデバイスの検出設定レートである．次に初回の作動あるいは検出であるか，複数回の検出の既往があるかわかればチェックする．
- 上室性不整脈（SVT）として検出された場合も次に不適切作動につながる可能性もあるため心内心電図（IEGM）と検出レートを確認する．
- 問診で必要なことは作動したときに自覚症状があったかどうかである．それ以外に心不全症状があるか，内服薬は守られているかなどのチェック項目があってもよいが，カルテを見なければならないであろうしそのような情報が

Ⅲ．こんな事例は一体どうする？ ～症例から学ぶ RMS 管理の極意～

VT/VF エピソードチェックリスト				
エピソードの確認	エピソードの発生		□初回	□2回目以降
	検出レート(RR 間隔)		ms	bpm
	治療送出		□あり	□なし
	治療の種類		□ATP	□Shock
	治療中止		□あり	□なし
	保存IEGMの確認		□適切作動	□不適切作動
Device 設定の確認	検出レートの確認		ms	bpm

SVT エピソードチェックリスト				
エピソードの確認	エピソードの発生		□初回	□2回目以降
	検出レート(RR 間隔)		ms	bpm
	保存 IEGM の確認		□適切認識	□不適切認識
Device 設定の確認	検出レートの確認		ms	bpm
患者への質問	調子はどうですか？お変わりありませんか？		□悪い　□変わらない　□良い	
	XX日のXX時頃，何か感じましたか？		□意識がなかった　□どきどきした □何も感じなかった　□わからない	
	きちんとお薬は飲んでいますか？		□はい　□時々忘れる　□いいえ	

図4　頻脈エピソードに対するチェックリスト

ほしいのであれば外来受診を促すべきである．

B 意外と多い！デバイス植込み後の心房細動は何に気をつける？

▶ 症例2：84歳男性．

- 2014年1月に二尖弁による大動脈弁狭窄症に対して生体弁による大動脈弁置換術と上行大動脈置換術が行われた．術後から房室ブロックとなり2月14日にDDDペースメーカ植込みが行われた．術後3ヵ月間のみワルファリン内服が行われたが，術後3ヵ月で中止されていた．
- 植込み後4年経過していたが，今回心房細動の持続が遠隔モニタリングで報告された（図1）．カルテで確認したところ抗凝固薬を服用していなかったため自宅に連絡した．

- 心臓デバイス植込み前に心房細動が捉えられていない患者でも，植込み後に心房細動が発生する確率は予想以上に多い[1,2]．
- ASSERT試験によると植込み後3ヵ月で無症候性の心房頻拍，心房細動が10.1％に発生し，平均観察期間2.8年の間には36％の症例に発生したと報告されている[2]．
- 確かにデバイスは24時間にわたり心拍を監視している．しかし特に心房細動に関してその診断能は絶対的ではない．たとえば心房細動になってもモードスイッチが入らない心電図は比較的多く見かける．

ⓐ 何が問題となるか？

- 心房細動になると心房波は小さくなり，アンダーセンシングを起こすことはしばしばある．逆に心室波のファーフィールドオーバーセンシングにより心房頻拍と認識されモードスイッチが入ってしまう（図2）ことや心房リードのノイズなどの場合もある．
- よって心房細動ないしはモードスイッチのエピソードを見た場合は必ず心内波形も確認すべきである．

ⓑ 見るべきところはどこか？

- 心房細動の持続時間についてはどうであろうか？
- ASSERT試験では無症候性の心房頻拍，心房細動でも6分間以上持続すると虚血性脳卒中が2.5倍に増加したという[2]．この報告以降，"6分間以上"とい

III. こんな事例は一体どうする？ 〜症例から学ぶ RMS 管理の極意〜

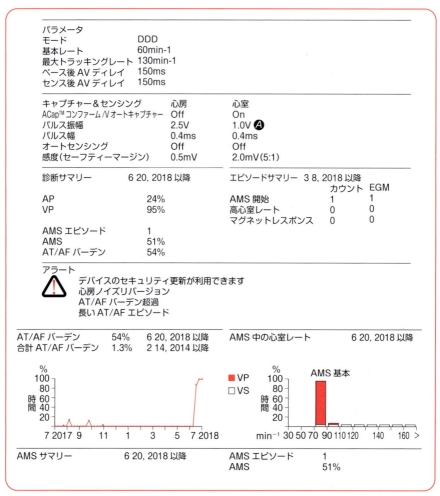

図1 症例2のデバイスパラメーターと auto mode switch（AMS）サマリー
以前にも短時間の AMS があるようであるが，6/20 以降 AF が持続しているようである．

う時間が独り歩きした感がある．
- 統計的には短い発作であってもまったくない症例に比べ虚血性脳卒中は増えることが予想されるので，どこに境界線を引くのかは難しい判断である．
- ASSERT 試験では 6 分で有意差が出てしまったが，もしかすると 3 分としても観察期間が長くなれば有意差が出てしまうかもしれない．
- しかし抗凝固薬内服については常に考えておく必要があり，少なくとも新た

B. 意外と多い！ デバイス植込み後の心房細動は何に気をつける？

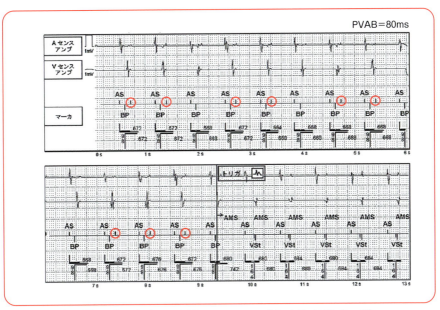

図2 心室波を感知したこと(far-field R wave sensing)によるAMSの一例
　赤丸のところが両室ペーシング時(BP)に心房で感知してしまったためにAMSが作動してしまっている.
　AS：心房センシング, BP：両室ペーシング, AMS：オートモードスイッチ, VSt：心室トリガーペーシング, PVAB：post ventricular atrial blanking

に心房細動が出現し,それが1時間以上持続しているエピソードを見た場合は抗凝固薬内服の有無を確認する必要がある.
- 更に頻拍治療のあるICD, CRT-D植込み患者では不適切作動につながる可能性もあるし,逆にICD, CRT-D不適切作動の最も多い原因は心房細動である.
- どのようなアルゴリズムを用いた機種であっても心拍数が頻拍検出レート以上になった場合は治療がスタンバイとなり,たとえいったんは心房細動と認識され治療が保留されても頻脈が持続していると結局治療が行われてしまうことが多い.
- 抗凝固薬を服用していなかった場合,不適切ショック作動により脳卒中を誘発してしまう可能性もある. よってICD, CRT-D植込み患者では心房細動中の心拍数と頻拍治療検出レートを確認する必要があり,もしもオーバーラップしているようであれば,プログラムの変更を考慮する必要がある.

III. こんな事例は一体どうする？ ～症例から学ぶRMS管理の極意～

心房性不整脈エピソードチェックリスト			
エピソードの確認 （IEGM確認）	エピソードの発生	□初回	□2回目以降
	エピソードの持続	□YES（翌日確認） □NO	
	検出レート（RR間隔）	ms	bpm
	CRT Pacing %		%
	AT/AF中の心室レート	ms	bpm
	AT/AF持続時間		時間以上
	AT/AFバーデン		%
Device設定の確認	VT/VF検出レートの確認	ms	bpm
抗凝固薬投与の確認	□YES　□NO　(	mg	回/日)

図3　心房性不整脈のチェックリスト

ⓒ チェックリスト

- 心房細動のエピソードを見た場合のチェックリストの例を図3に示す．初回と2回目以降を分けたのは抗凝固薬の確認ができているかどうかで対応が異なるからである．
- 前述のように初回であればまず抗凝固薬服薬の確認が最優先である．BIOTRONIK社のHome Monitoring®は連日送信であるので，翌日の送信も確認できその記録が心房細動であれば24時間以上持続しているということになる．持続性の心房細動は可能であれば早めの洞調律化を狙うべきであるので，外来受診を促す理由になる．
- それ以外の会社でも初回の心房細動であれば確認のために比較的早期の受診を促してもよいかもしれない．
- 2回目以降で抗凝固薬投与の確認が取れている症例では検出レートやCRTペーシング率などを見て不適切作動の予防や心不全発症予防の観点で観察をしていく必要がある．一般にはペースメーカ植込み患者ではそのような心配はまずないので，あえて受診を促す必要はないであろうし，場合によっては心房細動のアラートそのものをOFFとしてもよいかもしれない．

文献

1) Ziegler PD et al: Detection of previously undiagnosed atrial fibrillation in patients with stroke risk factors and usefulness of continuous monitoring in primary stroke prevention. Am J Cardiol **110**: 1309-1314, 2012
2) Healey JS et al. Subclinical atrial fibrillation and the risk of stroke. N Engl J Med **366**: 120-129, 2012

COLUMN

遠隔モニタリング管理の Standard Operation Procedure（SOP）の例

1）SOP の一例

- SOP の一例を示す（図1）．SOP の作成においては医師・臨床工学技士・看護師などで各施設に見合ったものを検討し作成することが望ましい．

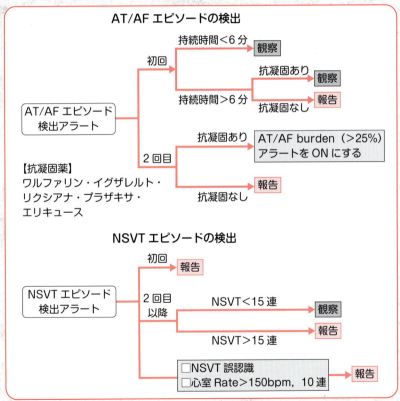

図1　心房性不整脈（AT/AF）と非持続性心室頻拍（NSVT）SOP
　心房性不整脈のアラートを受信した際は，ASSERT Study をもとに作成した SOP に沿って患者介入を行っている．
（Healey JS et al. N Engl J Med 366: 120-129, 2012 [1]）を参考に作成）

Ⅲ．こんな事例は一体どうする？ ～症例から学ぶ RMS 管理の極意～

デバイス SOP レポート

作成日　　年　　月　　日　　＊ERI や治療が行われたり，ノイズやリード断線が疑われる場合にはすぐに報告すること！

ID		デバイス種類	PM・ICD・CRT-D/P	次回外来予定日	
氏名		メーカー		主治医	年　月　日
		主治医		デバイス	年　月　日
適応疾患		かかりつけ医			

設定	Brady Parameter						
	Mode:	Rate:	～	ppm	AV delay:	/	ms
	Tachy Parameter	1	2	3	4	5	
	VT1: bpm						
	VT2: bpm						
	VF: bpm						

＊IN-TIME study の質問を実施した場合，結果はカルテに記載しています。

心房不整脈関連
- □ 不整脈種類　　（AF・AFL・AT）
- 初回・2 回目以降
- 最新イベント日　（　　　）
- イベント回数　　（　　　回）
- 最長持続時間　　（　　　）
- MS 回数　　　　（　　　回）
- AF Burden　　　（　　　％）
- 不整脈中心室 Rate（　　bpm）
- 胸郭 Impedance　（低下・横ばい）
- 抗凝固の有無　　なし，もしくは不明
  　　　　　ワルファリン・イグザレルト・リクシアナ
  　　　　　プラザキサ・エリキュース

ペーシング関連
- □ 閾値上昇　　　（RA・RV・LV）
- 閾値　　　　　（　V/　　ms）
- 出力設定　　　（　V/　　ms）
- 前回閾値　　　（　V/　　ms）
- ペーシング率　（　　％）
- Lead Impedance（　　Ω）
- □ CRT ペーシング率低下（　％）
- AF の有無　　　（あり・なし）
- AF Burden　　　（　　％）
- AF 中心室　　　（　　bpm）
- 胸郭 Impedance（低下・横ばい）
- PVC　　　　　（　　回/h）

心室不整脈関連
- □ 不整脈種類　　（SVT・VT）
- 初回・2 回目以降
- 最新イベント日　（　　　）
- イベント回数　　（　　　回）
- 最長持続時間　　（　連/　秒）
- 不整脈 Rate　　（　　bpm）
- Activity　　　　（低下・横ばい）
- 治療の有無と内容（あり・なし）

センシング関連
- □ センシング低下（RA・RV・LV）
- センシング値　（　　mV）
- Sensitivity　　（　　mV）
- 前回センシング値（　　mV）
- AF Burden　　（　　％）
- ペーシング率　（　　％）

TI
- □ 胸郭 Impedance 低下
- AF の有無　　（あり・なし）
- AF 中心室 Rate（　　％）
- Activity　　　（低下・横ばい）

【ME】
作成者 _____

【ME コメント】

【対応】

図 2　SOP レポート
　アラート内容を医師へ報告する際は，報告内容に大きな差が生じないよう SOP レポートを用い，事前に必要な情報を収集している．

・全アラートに対しSOPを作成することも可能であるが，シンプルな運用にするためアラート頻度の高いものを選別し使用するとよいだろう．また，適宜内容の見直しを行いアップデートすることが望まれる．

2) デバイスチームで行うSOPを用いた遠隔モニタリング運用体制

・循環器内科医1名，臨床工学技士2名，外来看護師4名の7名でデバイスチームを構築し，役割を分担し遠隔モニタリング管理を行っている．

・受信したアラートは臨床工学技士がSOPを用い解析しているが，報告内容に大きな差が生じないようSOPレポートを作成し統一した報告ができるようにしている(図2)．

・SOPにてスクリーニングしたアラートを医師へ報告し，早期介入が必要と判断した場合には臨床工学技士と看護師は患者管理シートを用い情報共

ペースメーカー遠隔モニタリングアラート患者リスト

記入日	ID	氏名	次回外来日	次回外来診療科	メーカー	デバイス	送信方法	アラート	最終受信日	連絡日
	###		2017年11月14日		Medtronic		手動	その他	2017年10月23日	10月26日
	###				Medtronic		自動	未受診	2017年9月24日	11月1日
	###				Medtronic		自動	未受診	2017年8月13日	11月1日
	###				Medtronic	ループレコーダー	手動	未受診	2017年10月2日	
	###		2018年2月14日	循環器	Medtronic	ループレコーダー	手動	未受診	2017年10月6日	
2017/11/2	###		2018年4月10日	PMC	SJM	PM	自動	未受診	2016年3月31日	
2017/11/2	###		2018年7月3日	PMC	SJM	PM	自動	未受診	2016年4月25日	11月4日
2017/11/2	###		2018年8月7日	PMC	SJM	PM	自動	未受診	2017年4月11日	11月7日
2017/11/2	###		2018年1月16日	PMC	SJM	PM	自動	未受診	2017年10月1日	11月14日
2017/11/2	###		2018年11月21日	循環器	SJM	PM	自動	未受診	2017年9月17日	11月9日
2017/11/7	###		2018年3月16日	PMC	BIOTRONIK	PM	自動	未受診	2017年10月17日	11月16日
2017/11/10	###		2017年11月21日	循環器	BIOTRONIK	CRT-D	自動	未受診	2017年10月23日	11月16日
2017/11/10	###		2017年12月27日	PMC	BIOTRONIK	CRT-D	自動	未受診	まだ一度も受信なし	
2017/11/14	###		2017年12月5日	PMC	SJM	PM	自動	未受診	2017年6月21日	11月28日

日付 Cetl+;
行替え Alt+Enter

質問該当	新患外来案内	外来案内日	備考(コールセンターへTELになった人は次回外来で未受信の原因確認して右枠記載を)	サイン(ME/Ns)	受信確認日	受信確認者	コールセンターTEL結果
無	有	10月30日	IN-TIMEstudy				
無	無		コンセント抜いていた。入れるよう指示。				
無	無		コミュニケータが接続されていない。コールセンターTEL				コンセントが最後まで入っていなかった。
			月1回の送信はあるが、コミュニケータが接続されていない				
			月1回の送信はあるが、コミュニケータが接続されていない				
			何度か連絡しているがまだ通信なし				
無	無		何度か連絡しているがまだ通信なし				
無	無		コールセンターTEL依頼。				
			コンセント抜いているかもとのことで、使用するよう指導し		2017/11/14		
無	無		コールセンターTEL依頼。				送信機を近くに設置。緑と赤のランプはまだ付いている。
無	無		コンセント抜けていた。入れるよう指示。				
無	無		コンセント抜いていた。入れるよう指示。				
無	無		病院入院中。送信機設置していない。設置するよう指示				

図3　患者管理シート

早期患者介入が必要と判断した際には，臨床工学技士と看護師は患者管理シートを用い情報共有を行い，介入後の結果を記載している．

III. こんな事例は一体どうする？ 〜症例から学ぶRMS管理の極意〜

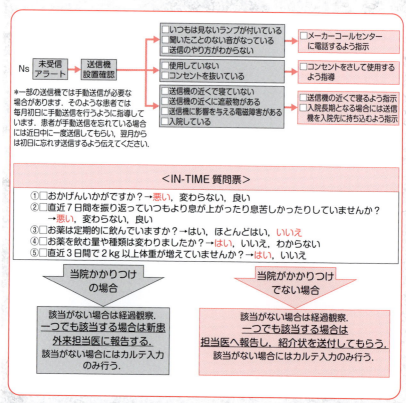

図4 アラートに対する患者連絡SOP

患者連絡は看護師が行い，送信機器の設置方法の確認などに加え，IN-TIME Studyで使用された心不全評価に対する5つの質問を実施し，一つでも該当する場合には当日の外来受診を促している．当院かかりつけでない場合においてもスムーズな介入ができるようにしている．
(Hindricks G et al. Lancet 384: 583-590, 2014 [2]) を参考に作成)

有をし，看護師がアラートに対する患者連絡SOPに沿って電話連絡を行っている（図3, 図4）．

文献
1) Healey JS et al. Subclinical atrial fibrillation and the risk of stroke. N Engl J Med 366: 120-129, 2012
2) Hindricks G et al. Implant-based multiparameter telemonitoring of patients with heart failure (IN-TIME): a randomised controlled trial. Lancet 384: 583-590, 2014

索引

欧文

CareLink™ Network　vi, 38
CRT-D　5
CRT-P　5
Home Monitoring®　vi, 40
ICD　2, 5
　──の不適切作動　17
ILR　5
IPG　2, 5
LATITUDE™ NXT　vii, 44
Merlin.net™　vii, 42
NP（nurse practitioner）　20
RMS　2
Smartview™　vii, 46
Standard Operation Procedure（SOP）　85
TRUST 試験　8
WCD　5
Web ブラウザ　57

和文

アラート　6, 62
アラート通知メール　64
植込み型除細動器　2, 5
植込み型両室ペースメーカ　5
植込み型ループレコーダー　5
遠隔モニタリングシステム　2
患者管理　55
患者対応　14
患者通知機能　63
キーパーソン　28
胸郭インピーダンス低下　69
緊急対応　15

交信時間　53
個人情報　29
自動送信　50
手動送信　51
ショック作動　77
心臓ペースメーカ　2, 5
心不全アラート　67
診療報酬改定　21, 33
スケジューリング　56
セキュリティー　71
設置場所　49
設置方法　29
着用型自動除細動器　5
注意喚起機能　6
通信距離　49
通信方式　54
使い勝手　48
停電　29
データ閲覧　59
データ送信　50
データベース　12
デバイス外来　19
電子カルテ　60
導入前の準備　12
導入目的　8
パスワード管理　71
病診連携　10
不整脈アラート　66
役割分担　12
両室ペーシング機能付き植込み型除細動器　5
旅行　29

今すぐはじめられる！心臓デバイスの遠隔モニタリング超入門

2019年4月5日　発行

編著者　鈴木　誠，三橋武司，寺田　健
発行者　小立鉦彦
発行所　株式会社　南江堂
〒113-8410　東京都文京区本郷三丁目42番6号
☎（出版）03-3811-7236　（営業）03-3811-7239
ホームページ　https://www.nankodo.co.jp/
印刷・製本　日経印刷
装丁　渡邊真介

Introduction for Remote Monitoring System of Cardiac Device
© Nankodo Co., Ltd., 2019

定価は表紙に表示してあります．
落丁・乱丁の場合はお取り替えいたします．
ご意見・お問い合わせはホームページまでお寄せください．

Printed and Bound in Japan
ISBN978-4-524-24916-9

本書の無断複写を禁じます．

|JCOPY|〈出版者著作権管理機構　委託出版物〉

本書の無断複写は，著作権法上での例外を除き禁じられています．複写される場合は，そのつど事前に，出版者著作権管理機構（TEL 03-5244-5088，FAX 03-5244-5089，e-mail: info@jcopy.or.jp）の許諾を得てください．

本書をスキャン，デジタルデータ化するなどの複製を無許諾で行う行為は，著作権法上での限られた例外（「私的使用のための複製」など）を除き禁じられています．大学，病院，企業などにおいて，内部的に業務上使用する目的で上記の行為を行うことは私的使用には該当せず違法です．また私的使用のためであっても，代行業者等の第三者に依頼して上記の行為を行うことは違法です．